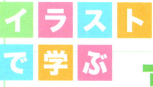

高齢者
リハビリテーション
栄養

著 若林秀隆
Wakabayashi Hidetaka

講談社

はじめに

　今回はじめて、リハビリテーション（以下リハ）栄養に関する、医療者向けではない書籍を出版しました。今まで医療者向けには、超高齢社会で健康寿命を延ばすために重要であるリハ栄養の書籍を多数、出版してきました。しかし、より多くの方にリハ栄養のことをわかりやすく知っていただきたいと考えて、イラストで学ぶシリーズとして執筆しました。

　リハ栄養とは、リハと栄養の視点を同時に持って実践することで、できる限り QOL（生活・人生の質）の高い生活を送ることです。人間はとても長生きすれば、誰でも寝たきりや摂食嚥下障害、認知症になりえます。しかし、リハ栄養で予防可能な障害は、できるだけ予防したほうがよいです。寝たきりや摂食嚥下障害になっても、リハ栄養で改善可能な障害は、できるだけ改善したほうがよいです。一方、改善困難な障害の場合、改善できない中でもできるだけ QOL を高くしたほうがよいです。

　超高齢社会の日本では、サルコペニア、フレイル、摂食嚥下障害、老嚥を有する高齢者が増加しています。これらはいずれも、高齢者の QOL を低下させます。これらの一部は予防や治療が困難ですが、一部は予防や治療が可能です。現時点で、これらを完治させる薬物治療はありません。ただし、薬剤の有害事象が原因の場合には、薬剤を中止することで完治することがあります。これらの予防や治療に最も効果的なのは、適切な運動と栄養の併用、つまりリハ栄養です。

　本書では、2010 年以降に発展してきたリハ栄養の最新の知見を紹介しています。前半では、リハ栄養の考え方、リハと栄養の基本、質の高いリハ栄養を実践する方法であるリハ栄養ケアプロセスについて解説しました。後半では、高齢者に認めることが多いサルコペニア、フレイル、摂食嚥下障害、老嚥について紹介しました。さらにリハ栄養について知りたいという方には、日本リハ栄養学会のホームページ（https://sites.google.com/site/jsrhnt/home）と、日本リハ栄養学会誌（医歯薬出版から年 2 回発行）をお勧めします。

　最後に講談社サイエンティフィクの池上寛子さんには、企画、執筆、編集などで大変お世話になりました。心よりお礼申し上げます。

2019 年 2 月
若林秀隆

はじめに iii

第1部 リハビリテーションと栄養の基本 1

第1章 リハビリテーション栄養総論 3
1.1 リハ栄養とは？ 4
　　［COLUMN］ リハ薬剤 6
1.2 なぜ高齢者にリハ栄養が大事か①：低栄養やサルコペニアが多い 8
1.3 なぜ高齢者にリハ栄養が大事か②：低栄養が生活機能低下の原因 10
1.4 なぜ高齢者にリハ栄養が大事か③：栄養改善すると生活機能が向上 ... 12
1.5 なぜ高齢者にリハ栄養が大事か④：
　　医原性サルコペニア・フレイルの予防と治療 14

第2章 リハビリテーションの基本 17
2.1 リハとは？：地域リハの定義 18
2.2 国際生活機能分類（ICF）とは？ 20
2.3 基本的日常生活活動（BADL） 22
2.4 手段的日常生活活動（IADL） 24
2.5 高度日常生活活動（AADL） 26
2.6 理学療法とは？ 28
2.7 作業療法とは？ 30
2.8 言語聴覚療法とは？ 32

第3章 栄養の基本 35
3.1 栄養とは？：三大栄養素、五大栄養素 36

3.2	同化と異化	38
3.3	低栄養とは？：栄養評価	40
3.4	低栄養の原因①：飢餓と侵襲	42
3.5	低栄養の原因②：悪液質	44
3.6	過栄養・肥満とは？	46
3.7	自分でできる栄養評価	48
3.8	1日エネルギー消費量の計算	50
3.9	1日エネルギー必要量の計算	52

第4章 リハビリテーション栄養ケアプロセス ……… 55

4.1	リハ栄養ケアプロセスとは？	56
4.2	リハ栄養アセスメント・診断推論	58
4.3	リハ栄養診断①：栄養障害	60
4.4	リハ栄養診断②：サルコペニア	62
4.5	リハ栄養診断③：栄養素摂取の過不足	64
4.6	リハ栄養ゴール設定	66
4.7	リハ栄養介入①：栄養からみたリハ	68
4.8	リハ栄養介入②：リハからみた栄養管理	70
	［COLUMN］ リハ栄養チームの作り方と各職種の役割	72
4.9	リハ栄養モニタリング	74
	［COLUMN］ 自分でできるリハ栄養	76

第2部
高齢者リハビリテーション栄養の実践 …… 79

第5章 サルコペニア ……… 81

5.1	サルコペニアとは？	82
5.2	サルコペニアの診断	84
5.3	自分でできるサルコペニアの評価	86

5.4　サルコペニアの原因と対応①：加齢・活動 88
5.5　サルコペニアの原因と対応②：栄養・疾患 90
5.6　サルコペニアの原因と対応③：医原性 92

第6章　フレイル 95

6.1　フレイルとは？ 96
6.2　身体的フレイルの診断 98
6.3　自分でできる身体的フレイルの評価 100
6.4　身体的フレイルの原因と対応 102
6.5　認知的・精神心理的・社会的フレイルとその対応 104
6.6　オーラルフレイルの診断と対応 106

第7章　摂食嚥下障害 109

7.1　摂食嚥下障害とは？ 110
7.2　老嚥とは？ 112
7.3　自分でできる摂食嚥下評価 114
7.4　サルコペニアの摂食嚥下障害とその診断 116
7.5　サルコペニアの摂食嚥下障害の原因 118
7.6　サルコペニアの摂食嚥下障害の予防 120
7.7　サルコペニアの摂食嚥下障害の治療 122
　　　［COLUMN］　リハ栄養と医科歯科連携 124
7.8　自分でできる摂食嚥下トレーニング 126
7.9　認知症の摂食嚥下障害 128

索引 132

第1部

リハビリテーションと栄養の基本

第1章　リハビリテーション栄養総論
第2章　リハビリテーションの基本
第3章　栄養の基本
第4章　リハビリテーション栄養ケアプロセス

　第1部では、リハ栄養のWhy、What、Howに答える基本知識を紹介します。第1章ではリハ栄養という言葉が超高齢社会の日本で作られた背景、第2章ではできる限りQOLの高い生活を送るために重要なリハの基本、第3章ではリハやサルコペニア・フレイルの予防と治療に欠かせない栄養の基本、第4章では質の高いリハ栄養を実践するための道具であるリハ栄養ケアプロセスについて解説します。リハ医学と栄養学は別々の学問として発展してきましたが、高齢者のQOLをできるだけ高めるには、リハ栄養学として発展、実践することが必要です。リハ栄養のモットーである「栄養ケアなくしてリハなし」、「栄養はリハのバイタルサイン」を理解するパートです。

第 1 章
リハビリテーション栄養 総論

　第1章では、リハ栄養のWhyとWhatについて解説します。リハ栄養とは、国際生活機能分類による全人的評価と栄養障害・サルコペニア・栄養素摂取の過不足の有無と原因の評価、診断、ゴール設定を行ったうえで、障害者やフレイル高齢者の栄養状態・サルコペニア・栄養素摂取・フレイルを改善し、機能・活動・参加、QOLを最大限高める「リハからみた栄養管理」や「栄養からみたリハ」です。この文章に出てくる言葉をすべて理解できれば、リハ栄養を理解したといえます。高齢者には低栄養やサルコペニアが多いこと、栄養状態が生活機能に与える影響、病院の中で低栄養やサルコペニア、フレイルが医原性に作られやすい背景についても紹介します。

リハ栄養とは？

　リハビリテーション（以下、リハ）栄養とは、リハと栄養管理に、同時に両者の視点をもって取り組むことです。日本リハ栄養学会による定義は、以下のとおりです。国際生活機能分類（ICF、2.2節参照）による全人的評価と栄養障害・サルコペニア・栄養素摂取の過不足の有無と原因の評価、診断、ゴール設定を行ったうえで、障害者やフレイル高齢者の栄養状態・サルコペニア・栄養素摂取・フレイルを改善し、機能・活動・参加、QOLを最大限高める「リハからみた栄養管理」や「栄養からみたリハ」です[1]。

　リハ栄養は、栄養リハとは違います。栄養リハにあたる英語として"Nutritional Rehabilitation"という言葉があります。これは、発展途上国で飢餓状態にある小児の栄養改善という意味で使用されることが多い言葉です。栄養リハという言葉には、障害者やフレイル高齢者のリハという意味はほとんどありません。そのため、リハ栄養にあたる英語として、"Rehabilitation Nutrition"という言葉を新たに作りました[2]。つまり、リハ栄養という言葉や考え方は、日本から世界に発信しているものです。

　また、リハ栄養はスポーツ栄養のリハ版といえる存在です。スポーツ栄養は、スポーツ選手のパフォーマンスを最大限高める栄養管理を行います。リハ栄養は、障害者やフレイル高齢者のパフォーマンスを最大限高める栄養管理を行います。スポーツ栄養のことを、栄養スポーツとはいいません。

　日本人は、健康状態や健康寿命延伸への意識が高い方が少なくありません。そして、運動や栄養管理に熱心に取り組んでいます。しかし、リハ栄養の視点で考えると、栄養を考えないで運動してばかりや、運動をしないで栄養管理ばかりでは心配です。十分なエネルギーやたんぱく質を摂取しないで運動だけ頑張ると、体重や筋肉量が落ちてしまいます（**図1.1**上）。一方、体重を増やそうと栄養管理だけ頑張って運動をしないと、筋肉ではなく脂肪だけが増えて、体重は増えても運動しにくい体になってしまいます（図1.1下）。リハ栄養の視点で、運動と栄養管理の両者に同時に取り組むことが大切です。

第 1 章　リハビリテーション栄養総論

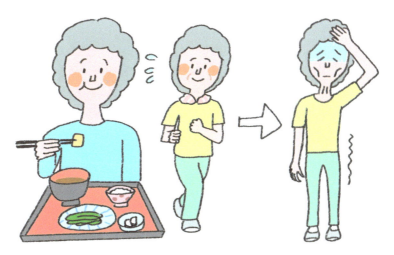

運動を頑張っても、食事から摂るエネルギーやたんぱく質が十分でないと、体重や筋肉量が落ちてしまう

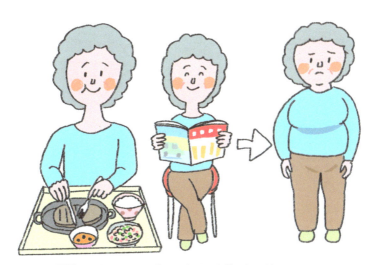

運動をしないまま、食事から十分な栄養を摂り続けると、筋肉ではなく脂肪だけが増えてしまう

図 1.1　栄養管理と運動の関係

リハ薬剤

　リハ薬剤とは、リハ栄養の薬剤版で、フレイル高齢者や障害者の機能、活動、参加、QOLを最大限高める「リハからみた薬剤」や「薬剤からみたリハ」です。従来、リハと薬剤は別々に対応することが多かったですが、超高齢社会の日本ではフレイル高齢者や障害者が増加して、薬剤の副作用で生活機能が低下していることも少なくありません。リハの効果を最大限発揮することがより求められているため、リハと薬剤を一緒に考えるリハ薬剤が重要になりつつあります。リハ薬剤を実施する主な職種は、医師と薬剤師です。

　リハからみた薬剤とは、ICF（2.2節参照）による機能、活動、参加の評価および訓練内容を考慮した薬物治療を行うことです。たとえば、薬剤の副作用で機能障害、活動制限、参加制約を認める場合の薬剤調整は、リハからみた薬剤です。薬剤の副作用で意識障害を生じると、認知機能障害や摂食嚥下障害などが悪化するだけでなく、十分な機能訓練を行うことが困難になります。そのため、意識障害が薬剤性である可能性を考慮して、薬剤を見直すことが重要です。また、機能訓練の少し前に鎮痛剤を内服して、痛みのない状態で機能訓練を実施できるようにすることも、リハからみた薬剤です。

　薬剤からみたリハとは、薬物治療の内容を考慮したリハを行うことです。疾患治療のためにどうしても薬剤使用を継続せざるをえない状況下で、どのようなリハを行うかを検討することが、薬剤からみたリハです。たとえば高血圧症のコントロールが薬物治療でうまくできていない場合、血圧が高すぎても低すぎても、積極的な機能訓練の実施は困難です。血圧管理上、ベッド上での関節可動域訓練など、限られた機能訓練しか実施できません。

　リハと薬剤師の距離は、臨床面でも研究面でもまだまだ遠いのが現状です。ほとんどの薬剤師は、疾患を治療するための薬物療法しか考えていません。しかし今後は、生活機能を高めるための薬物療法を薬剤師の役割の1つにすべきだと考えています。

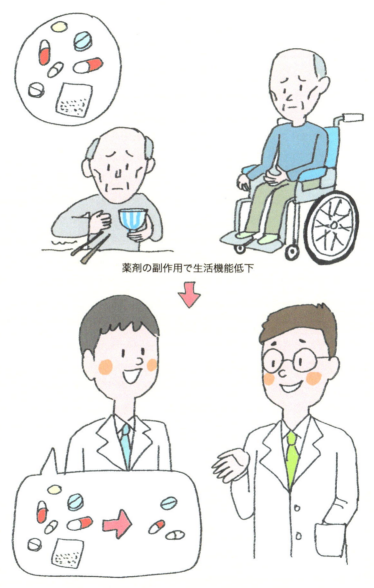

1.2 なぜ高齢者にリハ栄養が大事か①
低栄養やサルコペニアが多い

　リハを要する高齢者には、低栄養を認めることが多いです。たとえば、施設別に低栄養の高齢者の割合を簡易栄養状態評価法（MNA®-SF、3.3節参照）で調査した論文があります。地域在住高齢者では、低栄養を5.8％、低栄養のおそれあり（現時点では低栄養ではないが、今後低栄養になるおそれがある状態のこと）を31.9％に認めました。一方、病院では低栄養38.7％、低栄養のおそれあり47.3％であり、リハ施設では低栄養50.5％、低栄養のおそれあり41.2％でした（**図1.2**）[3]。つまり、病院やリハ施設には、低栄養の方が多いのです。

　回復期リハ病棟の入院患者では、41.1％に低栄養、46.9％に低栄養のおそれありを認めました[4]。地域包括ケア病棟の入院高齢患者では、62.3％に低栄養を認めました[5]。また、急性期病院で、廃用症候群（疾患治療などのために活動性の低下した安静状態や臥床が続くことで、全身の臓器に生じる二次的障害のこと）でリハ依頼があった入院高齢患者の87.6％に低栄養、12.4％に低栄養のおそれありを認め、栄養状態良好の方は0％でした[6]。以上より、入院患者では低栄養がとても多いことがわかります。

　リハを要する入院患者には、サルコペニア（第5章参照）を認めることも多いです。急性期病院での治療後の入院リハ患者（大腿骨近位部骨折と廃用症候群）では、56％にサルコペニアを認めました[7]。回復期リハ病棟の入院患者では、53.6％にサルコペニアを認めました[4]。また、急性期病院で、がんでリハ依頼があった入院患者の80％にサルコペニアを認めました[8]。一方、世界的にみた一般人口では、サルコペニアを認める方は10％程度ですので[9]、リハを要する入院患者には、サルコペニアがとても多いことがわかります。

　低栄養やサルコペニアの場合、感染症にかかりやすい、疾患が治りにくい、死亡率が高いなど、医学的に困ることばかりです。さらに、リハ的にも低栄養やサルコペニアがあると、寝たきりや摂食嚥下障害になりやすいなど、とても困ることがあります。

第1章 リハビリテーション栄養総論

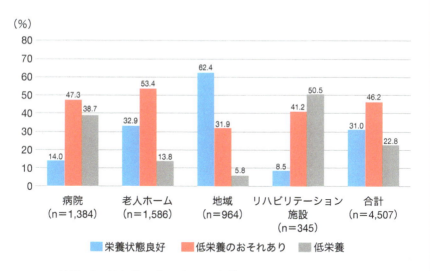

図 1.2　施設別の低栄養の高齢者の割合[3]

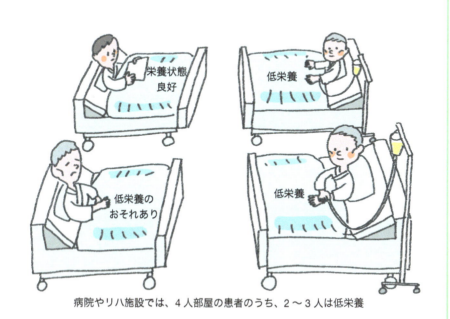

病院やリハ施設では、4人部屋の患者のうち、2～3人は低栄養

なぜ高齢者にリハ栄養が大事か②
低栄養が生活機能低下の原因

　リハを要する高齢者で低栄養やサルコペニアの場合には、機能訓練を頑張ってもあまり生活機能が改善されないことが多いです。廃用症候群でリハ依頼があった入院高齢患者では、リハ依頼時に低栄養、悪液質、血清アルブミン値低値の場合には、退院時の基本的日常生活活動（BADL、2.3 節参照）の自立度が低い結果でした[6]。日本の回復期リハ病棟に脳卒中で入院した患者では、BMI（Body Mass Index、計算方法は 3.7 節参照）が低いほど入院中の BADL の改善が少ない結果でした[10]。要介護高齢者で咬合支持（奥歯のかみ合わせ）、嚥下機能、栄養状態、BADL の関係をみた研究でも、嚥下機能と栄養状態が悪いと BADL が悪いことがわかりました[11]。また、老人保健施設に入所中の高齢者では、69％に低栄養を認め、低栄養の場合には在宅復帰しにくいという結果でした[12]。これらより、低栄養の場合には機能訓練を頑張っても BADL が改善しにくく、在宅復帰しにくいことがわかります（**図 1.3**）。

　最近、低栄養やサルコペニアと、足病、閉塞性動脈硬化症、重症下肢虚血の関係が注目されています（**図 1.4**）。足病とは、糖尿病、閉塞性動脈硬化症、関節リウマチなどが原因で、くるぶし、かかと、足の甲・裏・指などに発症する疾患です。重症下肢虚血とは、下肢の血流障害を生じる閉塞性動脈硬化症のうち、特に重症なものです。血管内治療を行った重症下肢虚血患者の約半数に低栄養リスクを認め、低栄養リスクを認める場合には下肢切断となることが多く、歩行できず車いすや寝たきりとなることも多いです[13]。ほかにも重症下肢虚血患者に低栄養リスクを認めると、下肢切断となりやすいという研究があります[14]。以上より、重症下肢虚血においても、低栄養が生活機能低下の原因の 1 つといえます。

　動脈硬化は、高血圧症、糖尿病、脂質異常症といったメタボリックシンドロームに関連した疾患で生じますので、低栄養より肥満が問題と思われるかもしれません。確かに 65 歳未満の方の場合には、低栄養より肥満を問題とすべきことが多いです。しかし、75 歳以上の高齢者の場合には、肥満よりむしろ低栄養を問題とすべきことが多いです。

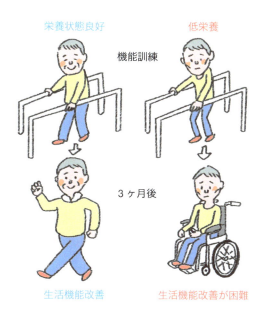

図 1.3　低栄養と生活機能の関係

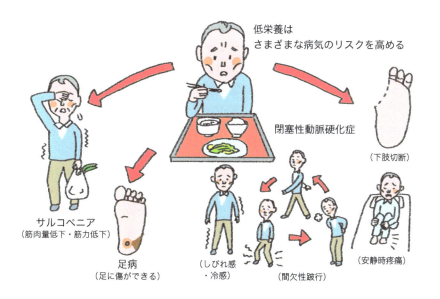

図 1.4　高齢者における低栄養のリスク

1.4 なぜ高齢者にリハ栄養が大事か③
栄養改善すると生活機能が向上

　リハを要する高齢者が低栄養でも、栄養改善しながら機能訓練を行うと、生活機能が改善しやすくなります（**図1.5**）。回復期リハ病棟に入院中の脳卒中患者では、入院中に栄養改善すると、栄養改善しなかった場合より、BADLの改善が大きい結果でした。また、入院時のエネルギー摂取量が多い場合にも、BADLの改善が大きいことがわかりました[15]。つまり、入院直後から十分なエネルギーを摂取することが、生活機能の向上に重要といえます。別の研究で、回復期リハ病棟に入院中で低栄養の脳卒中患者を、入院中に栄養改善しなかった場合、少し栄養改善した場合、大きく栄養改善した場合の3群に分けました。すると、大きく栄養改善した場合のBADL改善が最も大きく、栄養改善しなかった場合のBADL改善が最も小さい結果でした。また、体重減少しないことが、BADL改善と関連していました[16]。

　回復期リハ病棟に入院中で低栄養の大腿骨近位部骨折患者でも、入院中に栄養改善すると、栄養改善しなかった場合より、退院時のBADLの点数がより高くなりました。またここでも、体重減少しないことが、BADL改善と関連していました[17]。以上より、低栄養が生活機能低下の原因の1つであるため、栄養改善しながら機能訓練を行えば、より生活機能が向上するといえます。

　2010年以前は、リハと栄養管理は別々に行われていることが多くみられました。リハでは、栄養状態や栄養管理のことを考えずに、機能訓練が行われていました。栄養では、どんな機能訓練を行っているかを考えずに、栄養管理が行われていました。また、栄養管理のゴールは体重や検査値の改善であり、生活機能ではなく栄養指標だけをみていました。

　しかし、リハ栄養では、体重や検査値を改善することより、生活機能を高めることが大切です。したがって、生活機能をより改善させるための手段の1つとして、栄養改善を目指した栄養管理を行います。2018年には、医療施設でリハを実施する際に必要な書類であるリハ実施計画書の中に、栄養に関する項目が新たに含まれました。栄養状態を評価したうえでリハを計画、実施することの重要性が、日本で広まりつつあります。

第 1 章 リハビリテーション栄養総論

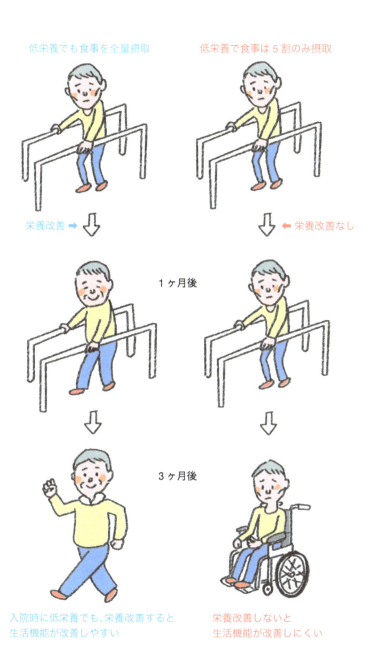

図 1.5 栄養改善が生活機能に及ぼす影響

1.5 なぜ高齢者にリハ栄養が大事か④
医原性サルコペニア・フレイルの予防と治療

　医原性サルコペニア・フレイル（サルコペニアとフレイルの詳細は第5、6章を参照）とは、病院に入院している間にサルコペニア・フレイルが悪化してしまうことです。病院関連サルコペニア・フレイルともいいます。医原性サルコペニアは、①病院での不適切な安静や禁食が原因の、活動によるサルコペニア、②病院での不適切な栄養管理が原因の、栄養によるサルコペニア、③医原性疾患によるサルコペニアのことです[1]。たとえば誤嚥性肺炎で入院すると、「とりあえず安静」「とりあえず禁食」と指示されることがよくあります。治療上、本当に安静や禁食が必要な場合にはそうすべきです。しかし実際には、適切な評価が行われないまま、安静や禁食が1週間以上続いていることも珍しくありません。

　「とりあえず禁食」と一緒に「とりあえず水電解質輸液のみ」という点滴が指示されることもよくあります。高齢者の場合には、1本500 mLの水電解質輸液を1日3本、腕からの点滴で投与されることが多いです。点滴の中身はいろいろですが、平均的には1本100 kcal程度で、エネルギー源は糖質のみでアミノ酸や脂肪は含まれていません。つまり、スポーツドリンクと大差ないものを、1日1,500 mL点滴しているだけで、1日300 kcal程度しか摂取していないことになります。もし食事を何もとらないでスポーツドリンクだけ毎日飲んでいたら、エネルギー・たんぱく質摂取不足で急速にやせてしまいます。これと同じことが「とりあえず水電解質輸液のみ」では生じます（**図1.6**）。

　医原性サルコペニア・フレイルの予防には、入院後2日以内に安静や禁食が必要かどうかを適切に評価して、可能な場合には入院直後から歩く、食べることが重要です。もし適切な評価の結果、歩く、食べることができない場合には、ベッドサイドでの機能訓練を行います。栄養に関しては、入院直後から食べることが最も有用ですが、食べられない場合にはアミノ酸や脂肪を含んだ点滴を入院直後から行います。

　医原性サルコペニア・フレイルが心配な場合には、主治医や看護師にリハや栄養指導を受けたいと相談してください。

第1章 リハビリテーション栄養総論

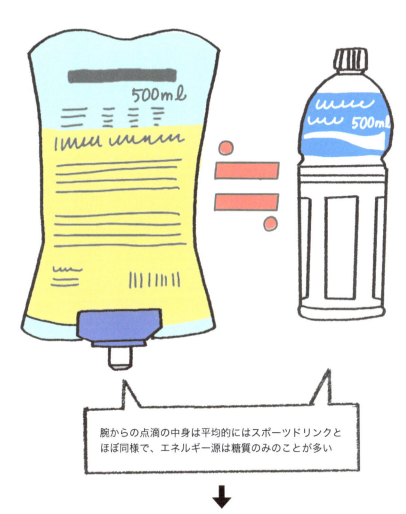

図1.6 「とりあえず水電解質輸液のみ」のリスク

引用文献

1) Wakabayashi H (2017) *J Gen Fam Med.* 18: 153-154.
2) Wakabayashi H, et al. (2014) *J Cachexia Sarcopenia Muscle.* 5: 269-277.
3) Kaiser MJ, et al. (2010) *J Am Geriatr Soc.* 58: 1734-1738.
4) Yoshimura Y, et al. (2017) *Clin Nutr.* doi: 10.1016/j.clnu.2017.09.009.
5) Maeda K, et al. (2018) *Clin Interv Aging.* 13: 151-157.
6) Wakabayashi H, et al. (2014) *J Rehabil Med.* 46: 277-282.
7) Churilov I, et al. (2018) *Osteoporos Int.* 29: 805-812.
8) Wakabayashi H, et al. (2017) *J Rehabil Med.* 49: 682-685.
9) Shafiee G, et al. (2017) *J Diabetes Metab Disord.* 16: 21.
10) Nishioka S, et al. (2016) *J Stroke Cerebrovasc Dis.* 25: 26-33.
11) Wakabayashi H, et al. (2018) *J Nutr Health Aging.* 22: 53-58.
12) Nishida Y, et al. (2017) *J Gen Fam Med.* 19: 9-14.
13) Shiraki T, et al. (2016) *Eur J Vasc Endovasc Surg.* 52: 218-224.
14) Luo H, et al. (2016) *PLoS One* 11: e0152111.
15) Nii M, et al. (2016) *J Stroke Cerebrovasc Dis.* 25: 57-62.
16) Nishioka S, et al. (2016) *J Acad Nutr Diet.* 116: 837-843.
17) Nishioka S, et al. (2018) *J Acad Nutr Diet.* 118: 1270-1276.

第 2 章

リハビリテーションの基本

　第2章では、リハの基本について解説します。地域リハとは、「障害のある子供や成人・高齢者とその家族が、住み慣れたところで、一生安全に、その人らしくいきいきとした生活ができるよう、保健・医療・福祉・介護および地域住民を含め生活に関わるあらゆる人々や機関・組織がリハの立場から協力し合って行なう活動のすべて」と定義されています。機能訓練やトレーニングもリハの一部ですが、これらだけがリハではありません。広義のリハには栄養状態や栄養管理も含まれますが、本書ではリハ栄養という言葉を使用します。国際生活機能分類や日常生活活動の考え方、理学療法、作業療法、言語聴覚療法についても紹介します。

2.1 リハとは？
地域リハの定義

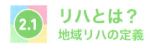

　リハとは、理学療法士、作業療法士、言語聴覚士が行う機能訓練、とよく誤解されています。これらの職種が行う機能訓練は、リハの一部ではありますが、すべてではありません。リハとは世界保健機関によって、以下のように定義されています。

　「リハは能力低下やその状態を改善し、障害者の社会的統合を達成するためのあらゆる手段を含んでいる。リハは障害者が環境に適応するための訓練を行うばかりでなく、障害者の社会的統合を促すために全体としての環境や社会に手を加えることも目的とする。そして、障害者自身、家族、そして彼らの住んでいる地域社会が、リハに関係するサービスの計画と実行に関わり合わなければならない。」

　一方、日本リハ病院・施設協会によって、地域リハは以下のように定義されています。

　「地域リハとは、障害のある子供や成人・高齢者とその家族が、住み慣れたところで、一生安全に、その人らしくいきいきとした生活ができるよう、保健・医療・福祉・介護及び地域住民を含め生活にかかわるあらゆる人々や機関・組織がリハの立場から協力し合って行なう活動のすべてを言う」[1]。また、地域リハは、障害のあるすべての人々や高齢者にリハが適切に提供され、インクルーシブ社会（障害の有無にかかわらず、すべての人が社会の構成員として参加できる社会）を創生することを目標としています[1]。

　これらより、障害者に対する栄養管理も、本来はリハに含まれています。そのため、リハ栄養という言葉には違和感もあります。しかし、リハ栄養という言葉を作ったことで、障害者の生活機能をより高めるための栄養管理への関心が高まったことは事実です。そのため本書では、リハ栄養という言葉を今後も使用していきます。

　リハは医学的、社会的、職業的、教育的に分類されます（**表2.1**）。病院や診療所で行われるリハのほとんどは、医学的リハです。一方、総合リハセンターでは、医学的、社会的、職業的、教育的すべてのリハを行うところが多いです。

表 2.1 リハビリテーションの分類

医学的	疾患によって直接的に起こった一次障害の治療、二次障害や合併症の予防と治療、機能障害や活動制限の回復・維持、および残存機能を最大限活用するための訓練など、病院や診療所で行われるリハ。
社会的	障害者が家庭や地域社会に参加できるように支援するリハ。社会生活力を身につけて、主体性、自立性をもって社会で生活できることが目標で、障害者支援施設などで行われる。
職業的	職業評価、職業指導、職業前訓練、職業訓練、職業紹介など障害者が適切な雇用を獲得、復帰できるように行われるリハ。就労支援施設などで行われる。
教育的	障害児（者）に関して行われる教育的支援・リハ。早期療育をはじめ、教育上配慮が必要な児童・生徒に教育的な制度等を利用して、豊かな人格形成を目的とする。障害特性や発達段階に応じた教育が、療育施設などで行われる。

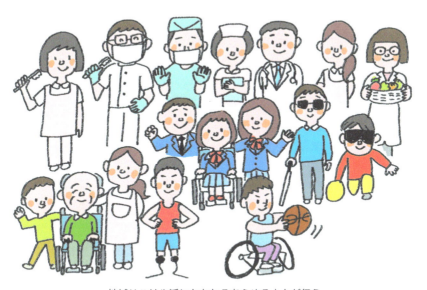

地域リハは生活にかかわるあらゆる人々が行う

国際生活機能分類（ICF）とは？

国際生活機能分類（International Classification of Functioning, Disability and Health：ICF）とは、人間と環境との相互作用を含めて、人間の健康状態を系統的、全人的に評価するツールです。主にリハ領域で使用されています。ICFは大きく「生活機能と障害」と「背景因子」に分類され、生活機能は心身機能・身体構造、活動、参加、背景因子は環境因子、個人因子でそれぞれ構成されます（**図2.1**）[2]。

心身機能・身体構造は、健康状態・疾患の結果で生じる生物レベルのものです。たとえば、意識機能、見当識機能、知的機能、睡眠機能、視覚機能、聴覚機能、痛み、嚥下機能、排便機能、排尿機能、栄養状態などが含まれます。

活動は、生活レベルのもので、後述する基本的日常生活活動（BADL、2.3節）、手段的日常生活活動（IADL、2.4節）、高度日常生活活動（AADL、2.5節）に分類されます。

参加は、生活・人生場面への関わりのことであり、人生レベルのものです。たとえば、仕事、学業、スポーツ、社会活動、趣味、余暇、買い物、ボランティア、家庭内役割としての家事などが含まれます。

環境因子とは、人々が生活し、人生を送っている物的な環境や社会的環境、人々の社会的な態度による環境を構成する因子のことです。住環境や家族・親族が主な環境因子であり、そのほかに自然地理、気候、交通、友人、保健専門職、保健、介護認定、身体障害者手帳、経済面などが含まれます。

個人因子とは、個人の人生や生活の特別な背景であり、健康状態や健康状況以外のその人の特徴からなります。性別、人種、年齢、その他の健康状態、体力、ライフスタイル、習慣、生育歴、困難への対処方法、社会的背景、性格、個人の心理的資質が含まれます。

実際には、図2.1のように個人の生活機能は各概念の複合関係にあり、各概念間には双方向の関係が存在することが特徴です。つまり、個別に各概念を評価するだけでは不十分です。たとえば、低栄養という機能障害が、他の機能障害や活動制限、参加制約にどんな影響を与えるかという視点での評価も重要です。

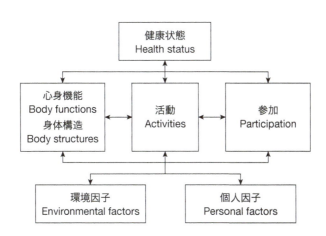

図 2.1　国際生活機能分類[2)]

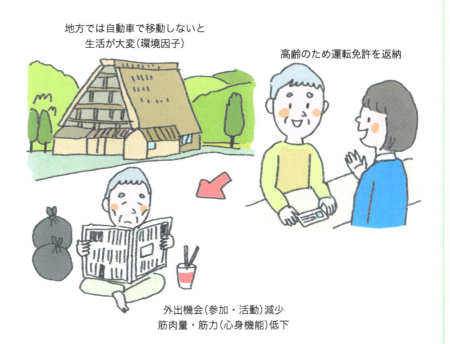

2.3 基本的日常生活活動（BADL）

　基本的日常生活活動（Basic Activity of Daily Living：BADL）とは、すべての人が生活するために毎日繰り返し行う基本的な活動のことです。具体的には、食事、整容、更衣、排泄、移動、入浴が含まれます。BADLは活動全体の土台となる存在で、BADLが自立していなければ、IADL（2.4節参照）やAADL（2.5節参照）の自立も困難です。

　BADLには、活動による難易度の違いがあります。食事、整容は比較的易しい活動、更衣、移乗、排泄は中等度の難易度、歩行、階段の昇り降り、入浴は比較的難しい活動です。そのため、すべてのBADLが介助を要する場合には、最初は食事活動の自立を目指します。ただし、易しいとはいえ食事活動の自立には、座位などの姿勢を保持できること、食べ物を認識できること、箸・スプーン・フォークを持って使えること、上肢の動きで食べ物を口の中に入れること、咀嚼・嚥下することなどが必要です。摂食嚥下リハは、決して容易とはいえません。

　一方、すべてのBADLが自立しているフレイル高齢者では、階段の昇り降りや入浴から難しくなってきますので、その際には転倒に注意が必要です。BADLの中で特に在宅生活で重要な活動は、食事、移動、排泄です。これらのいずれかの活動に介助を要する場合、介助量が多くなります。

　活動の自立度は、自立、監視、介助に分類されます。よく使用されているBADL評価法である機能的自立度評価表（Functional Independence Measure：FIM）[3]では、自立度を7段階に分類しています（**表2.2**）。

　FIMでは、BADLを運動13項目、認知5項目の合計18項目に分類しています。運動項目には、セルフケアとして食事、整容、清拭、更衣（上半身）、更衣（下半身）、トイレ動作の6項目、排泄コントロール（失禁の有無など）として排尿コントロール、排便コントロールの2項目、移乗としてベッド・椅子・車いすでの移乗、トイレでの移乗、浴槽・シャワーでの移乗の3項目、移動として歩行・車いす、階段の2項目が含まれます。認知項目には、コミュニケーションとして理解、表出の2項目、社会的認知として社会的交流、問題解決、記憶の3項目が含まれます。これら18項目をそれぞれ1点（全介助）から7点（完全自立）で評価して、126点満点となります。

表 2.2　FIM のレベル[3]

採点基準	介助者	手出し	
7：完全自立	不要	不要	
6：修正自立	不要	不要	時間がかかる、補助具が必要、安全の配慮
5：監視・準備	必要	不要	監視、指示、促し
4：最小介助	必要	必要	75％以上自分で行う
3：中等度介助	必要	必要	50％以上、75％未満自分で行う
2：最大介助	必要	必要	25％以上、50％未満自分で行う
1：全介助	必要	必要	25％未満しか自分で行わない

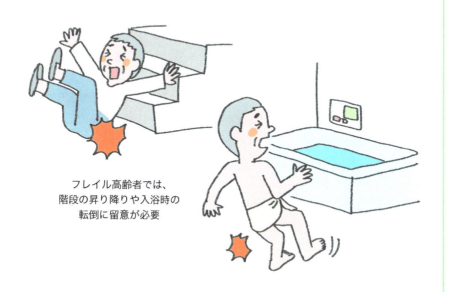

フレイル高齢者では、階段の昇り降りや入浴時の転倒に留意が必要

2.4 手段的日常生活活動（IADL）

　手段的日常生活活動（Instrumental ADL：IADL）は、BADLより複雑な活動であり、調理、洗濯、掃除、買い物、屋外移動（公共交通機関利用）、服薬管理、金銭管理、電話・FAX・電子メールなどが含まれます。現在では、スマートフォンやタブレットの操作も、IADLに含まれると思われます。IADLのことを、APDL（Activities Parallel to Daily Living, 日常生活関連活動）とよぶこともあります。

　活動面からみると、BADLが自立している場合、ヘルパーや家族などによる人的援助があれば、在宅生活と留守居（自宅に一人で居ること）は可能です。一方、BADLとIADLの両者が自立している場合、人的援助がなくても在宅生活や独居、留守番（自宅に一人で居て、来客や電話があった場合に対応すること）が可能です。能力的にはIADLの活動すべてが自立していても、実際の生活ではIADLの一部の活動しか実施していない人も多いです。また、後述のAADLは自立していても調理がまったくできないなど、IADLの一部に介助を要する人もいます。

　IADLの多くの項目では、認知機能が重要です。たとえば買い物に出かける場合、買い物先までの道順を覚えていること、買い物先が近くでない場合には公共交通機関利用もしくは自動車の運転ができること、何を買うかを覚えていること、どの金額以下であれば買うかを判断できること、金銭管理できること、買ったものを忘れずに自宅まで持ち帰ることなどが必要です。そのため、軽度認知障害や認知症の場合には、一人で買い物に出かけることは容易ではありません。一方、買い物でもネットショッピングであれば、活動としては比較的容易ですが、買いすぎに注意が必要です。

　IADL評価法の1つに、老研式活動能力指標（**表2.3**）があります[4]。これは13問の質問で構成されていて、「はい」または「いいえ」で回答します。それぞれの質問に「はい」という回答であれば1点、「いいえ」という回答であれば0点として、合計得点を算出します。①〜⑤の質問で「手段的自立」を、⑥〜⑨の質問で「知的能動性」を、⑩〜⑬の質問で「社会的役割」のIADLを評価しています。⑩〜⑬は動作的には可能でも、社会的に孤立している場合には「いいえ」となります。

表2.3 老研式活動能力指標[4]

①	バスや電車など公共交通機関を使って外出できますか？	手段的自立を評価
②	日用品の買い物ができますか？	
③	自分で食事の用意ができますか？	
④	請求書などの支払いができますか？	
⑤	預貯金の出し入れができますか？	
⑥	年金などの書類が書けますか？	知的能動性を評価
⑦	新聞を読みますか？	
⑧	雑誌・書籍を読みますか？	
⑨	健康に関心がありますか？	
⑩	友人を訪問しますか？	社会的役割を評価
⑪	家族の相談にのりますか？	
⑫	病人を見舞いますか？	
⑬	若い人に話しかけますか？	

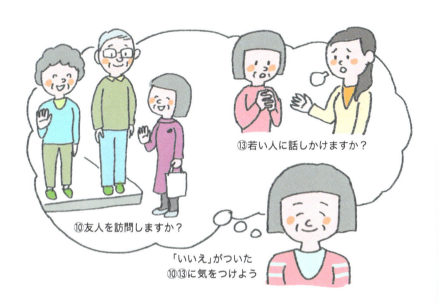

⑬若い人に話しかけますか？
⑩友人を訪問しますか？
「いいえ」がついた
⑩⑬に気をつけよう

2.5 高度日常生活活動（AADL）

　高度日常生活活動（Advanced ADL：AADL）とは、単に自立して生活する以上の活動であり、人生を楽しむための個別性の高い活動のことです。具体的には、趣味、余暇、スポーツ、ボランティア、仕事、社会活動、友人との交流などが、AADLに含まれます。ただし、一部の社会活動や友人との交流は、IADL評価法である老研式活動能力指標にも含まれており、AADLとIADLは一部、重複しているといえます。

　仕事に関しては、その内容によって必要な活動が大きく異なります。たとえば、筋力や持久力の低下したフレイル高齢者には、重労働は困難でしょう。しかし、パソコン作業を主としたデスクワークなどの軽労働であれば、おそらく可能でしょう。

　医療や介護の場面では、患者・利用者のBADLとIADLが自立していれば、それで十分と判断しがちです。しかし、BADLやIADLの自立によるQOLの改善と、AADLの自立によるQOLの改善では、意味が異なります。BADLやIADLの自立はQOLのマイナスの軽減、AADLの自立はQOLのプラスの増加といえます。AADLはQOL・生きがいとの関連が強く、「できるAADL」より「しているAADL」が生きがいをもつために重要です。一部の人は、「しているAADL」が仕事に偏っていて、趣味、余暇、スポーツ、ボランティア、友人との交流をほとんど行っていません。それでQOL・生きがいが十分であればかまいませんが、多彩なAADLを行うほうが望ましいと著者は思います。

　最近、妥当性が検証された、ブラジルの高齢者向けAADLスケールがあります（**表2.4**）[5]。13項目の質問で構成されていて、余暇活動、社会活動、生産的活動が含まれています。各質問に、1：今までしたことがない、2：以前していたが今はしていない、3：今もしている、のいずれかで回答します。日本人向けではありませんので、そのまま日本人に当てはまらない部分もありますが、一度、自身のAADL評価をこのAADLスケールで行ってみることをおすすめします。

表 2.4 高齢者向け AADL スケール[5]

1.	他の人の家を訪問する
2.	自宅に訪問客を受け入れる
3.	宗教的な儀式や宗教に関連した社会活動のために教会や寺院に行く
4.	社会的な集会に参加する
5.	コンサート、ショー、展示会、劇場での演劇、映画館での映画などの文化的なイベントに参加する
6.	自動車を運転する
7.	市外の短期旅行に出かける
8.	市外や国外の長期旅行に出かける
9.	ボランティア活動をする
10.	有給の仕事をする
11.	協会、クラブ、学校、組合、協同組合、コミュニティセンターの役員や委員の一員であるか、政治活動に携わる
12.	リカレント講座かシニア向けのオープンユニバーシティに参加する
13.	高齢者向けのコミュニティセンターやグループに参加する

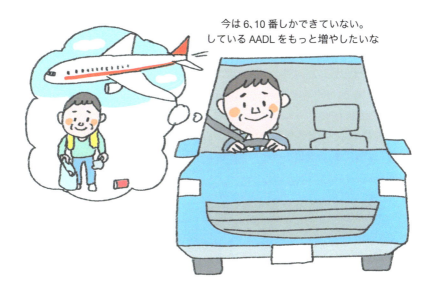

今は 6、10 番しかできていない。している AADL をもっと増やしたいな

2.6 理学療法とは？

　理学療法（Physical Therapy：PT）とは、「病気、けが、高齢、障害などによって運動機能が低下した状態にある人々に対し、運動機能の維持・改善を目的に運動、温熱、電気、水、光線などの物理的手段を用いて行われる治療法」と、日本理学療法士協会で定義されています[6]。理学療法士及び作業療法士法第2条では、理学療法とは「身体に障害のある者に対し、主としてその基本的動作能力の回復を図るため、治療体操その他の運動を行なわせ、及び電気刺激、マッサージ、温熱その他の物理的手段を加えること」とされています。2018年3月末時点での日本理学療法士協会の会員数は、115,825人です。

　理学療法には、呼吸、心血管、糖尿病、支援工学、予防、神経、スポーツ、地域、運動器、基礎、小児、産業、精神・心理、徒手、物理療法、ウィメンズヘルス・メンズヘルス、栄養、嚥下、がん、学校保健・特別支援教育などがあり、かなり広範囲にわたります。その中でも寝返り、起き上がり、座位、移乗、立ち上がり、立位、歩行などの移動に関する動作を自立させることは、理学療法が主に行います（図2.2）。

　また、栄養理学療法は、日本理学療法士学会の栄養・嚥下理学療法部門において以下のように定義されています。「対象者の機能・活動・参加、QOLを最大限高めるために、栄養障害、サルコペニア、栄養摂取量の過不足を把握したうえで、状況に適したゴールを設定し、理学療法を実践するものである。それにあたって、理学療法士は管理栄養士などの多職種と栄養評価や理学療法評価を共有し、活動量、筋緊張、不随意運動などを考慮した栄養管理と栄養理学療法を検討する」[7]。特に活動量、筋緊張、不随意運動（本人の意思とは無関係に体が勝手に動いてしまうこと）などを考慮した栄養管理に関して、理学療法士は管理栄養士より的確な情報を持っていることが多いです。そのため、障害のある方に最適な栄養管理を行うには、理学療法士と管理栄養士の連携が重要です（図2.2）。

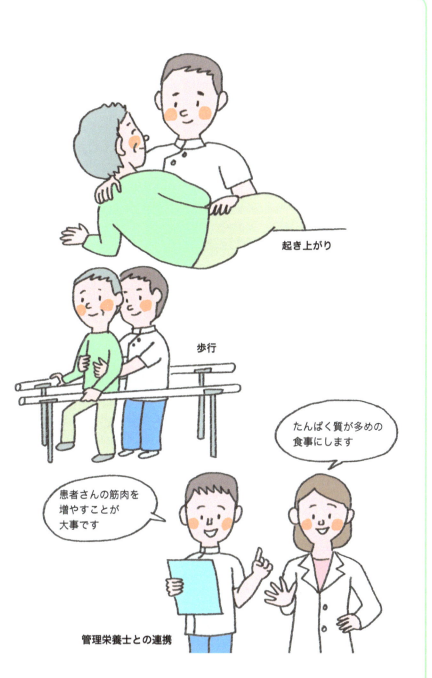

図 2.2　理学療法の例

2.7 作業療法とは？

　作業療法（Occupational Therapy：OT）の定義は、日本作業療法士協会で2018年に以下のように見直されました。「作業療法は、人々の健康と幸福を促進するために、医療、保健、福祉、教育、職業などの領域で行われる、作業に焦点を当てた治療、指導、援助である。作業とは、対象となる人々にとって目的や価値を持つ生活行為を指す」[8]。また、以下の註釈があります。
「・作業療法の対象となる人々とは、身体、精神、発達、高齢期の障害や、環境への不適応により、日々の作業に困難が生じている、またはそれが予測される人や集団を指す。
・作業には、日常生活活動、家事、仕事、趣味、遊び、対人交流、休養など、人が営む生活行為と、それを行うのに必要な心身の活動が含まれる。」[8]
　病院での作業療法では、活動（BADL、IADL、AADL）の自立度を高めるアプローチだけでなく、上肢機能や高次脳機能障害に対するアプローチを行うことが多いです。上肢の筋力低下、関節可動域制限や、注意障害、記憶障害、失認、失行（身体機能的には動作可能であるにもかかわらず、合目的な動作ができないこと）などの高次脳機能障害を改善させることは、作業療法が主に行います（図2.3）。
　2018年3月末時点での日本作業療法士協会の会員数は、57,960人です。日本作業療法士協会では、福祉用具、認知症、手外科、特別支援教育、高次脳機能障害、精神科急性期、摂食嚥下、訪問、がん、就労支援の10分野で、専門作業療法士を認定しています。これらは、作業療法の専門領域に含まれるといえます。
　日本作業療法士協会は、生活行為向上マネジメント（Management Tool for Daily Life Performance：MTDLP）の普及に力を入れています。生活行為とは、BADL、IADL、AADLのことです。これらを向上させるために、インテーク、生活行為アセスメント、生活行為向上プラン、介入、再評価・見直し、終了：課題申し送りのプロセスに沿ってMTDLPを行います。

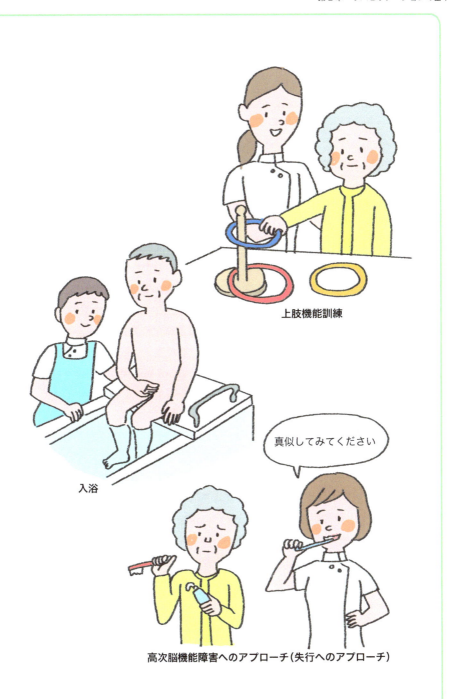

図 2.3 作業療法の例

2.8 言語聴覚療法とは？

　言語聴覚療法（Speech-Language-Hearing Therapy：ST）を行う言語聴覚士は、言語聴覚士法第2条で以下のように定義されています。「言語聴覚士とは、厚生労働大臣の免許を受けて、言語聴覚士の名称を用いて、音声機能、言語機能又は聴覚に障害のある者についてその機能の維持向上を図るため、言語訓練その他の訓練、これに必要な検査及び助言、指導その他の援助を行うことを業とする者をいう」。言語聴覚士国家試験の合格者累計数は、2018年3月で31,233人です。

　日本言語聴覚士協会では、言語聴覚士が以下のように紹介されています。
「・言語聴覚士はことばによるコミュニケーションに問題がある方に専門的サービスを提供し、自分らしい生活を構築できるよう支援する専門職です。また、摂食・嚥下の問題にも専門的に対応します。

・ことばによるコミュニケーションの問題は脳卒中後の失語症、聴覚障害、ことばの発達の遅れ、声や発音の障害など多岐に渡り、小児から高齢者まで幅広く現れます。言語聴覚士はこのような問題の本質や発現メカニズムを明らかにし、対処法を見出すために検査・評価を実施し、必要に応じて訓練、指導、助言、その他の援助を行います。」[9]

　病院の臨床現場では、脳卒中などの脳疾患による失語症や構音障害（ろれつのまわりにくさ）、気管挿管後の反回神経麻痺による嗄声（声のかすれ）に対することばのリハを行います（図2.4上）。ことばに対するリハは、言語聴覚士だけが行うことが多いです。また、聴覚障害に対するアプローチとして、人工内耳（補聴器では聴力の回復が困難な場合に聴覚を補助する人工臓器）埋め込み術後に、人工内耳のリハを行うことがあります。

　言語聴覚療法の患者数として最も多いのは、摂食嚥下障害（第7章参照）に対するリハです（図2.4下）。摂食嚥下障害に対するリハでは、言語聴覚士だけで行うことは少ないです。言語聴覚士、医師、歯科医師、看護師、理学療法士、作業療法士、歯科衛生士など多職種による摂食嚥下チームで、摂食嚥下リハに取り組むことが多いです。

第 2 章　リハビリテーションの基本

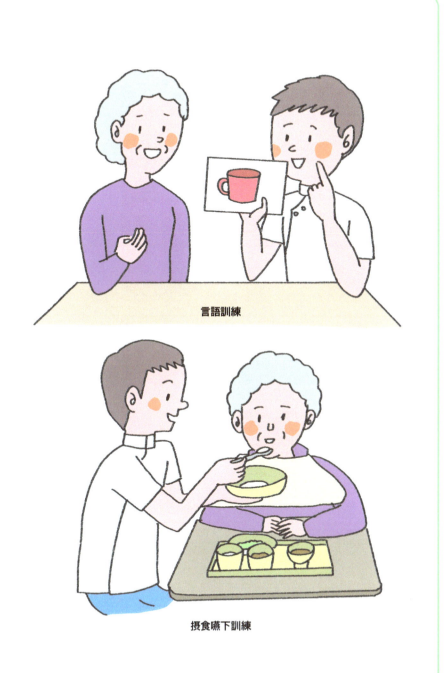

図 2.4　言語聴覚療法の例

引用文献

1) 日本リハビリテーション病院・施設協会　https://www.rehakyoh.jp/teigi.html
2) 障害者福祉研究（2002）ICF 国際生活機能分類－国際障害分類改定版－．中央法規出版
3) 千野直一監訳（1991）FIM：医学的リハビリテーションのための統一的データセット利用の手引き（Fim version 3.0 日本語訳）．慶応義塾大学医学部リハビリテーション科
4) 古谷野亘ほか（1987）日本公衆衛生雑誌 34: 109-114.
5) Dias EN, et al.（2018）*Geriatr Nurs.* doi: 10.1016/j.gerinurse.2018.05.008.
6) 日本理学療法士協会　http://www.japanpt.or.jp/general/pt/physicaltherapy/
7) 日本理学療法士学会　http://jspt.japanpt.or.jp/jsptns/teigi/
8) 日本作業療法士協会　http://www.jaot.or.jp/about/definition.html
9) 日本言語聴覚士協会　https://www.jaslht.or.jp/whatst_g.html

第 3 章

栄養の基本

　第3章では、栄養の基本について解説します。栄養とは、生物が生命を維持し生活していくために、体外から適当な物質を取り入れて、からだを成長させ機能を保ちエネルギーを得ることです。糖質、たんぱく質、脂質、ビタミン、ミネラルは、栄養ではなく栄養素です。栄養障害には低栄養と過栄養がありますが、高齢者、特に75歳以上の高齢者では過栄養より低栄養が問題となることが多いです。低栄養がサルコペニア、フレイル、摂食嚥下障害、老嚥の一因となるためです。そのため、過栄養・肥満より低栄養に重きをおいた内容としました。自分でできる栄養評価や、1日エネルギー消費量と1日エネルギー必要量の計算の仕方についても紹介します。

3.1 栄養とは？
三大栄養素、五大栄養素

　栄養とは、生物が生命を維持し生活していくために、体外から食物など適当な物質を取り入れて、体を成長させ機能を保ちエネルギーを得ることです。これらの働きに必要な成分・物質のことを栄養とよぶこともありますが、実際には栄養ではなく栄養素とよぶべきです。

　五大栄養素とは、糖質、たんぱく質、脂質、ビタミン、ミネラルのことです。このうちエネルギー源となる糖質、たんぱく質、脂質を三大栄養素とよびます（**図3.1**）。なお、水は五大栄養素に含まれませんが、五大栄養素と同様に必要な物質です。

　糖質と食物繊維を合わせて炭水化物といい、炭水化物は、主に炭素と水で構成されます。しかし、食物繊維は消化酵素で分解できずエネルギー源になりにくいため、五大栄養素には含まれません。糖質は1gあたり4kcalで、単糖類、二糖類、多糖類に分類されます。糖質で生理学的に最も重要なのは、グルコースです。

　たんぱく質は、アミノ酸から構成され、1gあたり4kcalです。肉1gは約75％の水分を含むため、約1kcalです。たんぱく質を構成するアミノ酸は20種類で、生体内で合成できない必須アミノ酸と、合成できる非必須アミノ酸に分類されます。

　脂質は、中性脂肪（トリグリセリド）の形で生体に貯蔵されます。中性脂肪はグリセロールと3つの脂肪酸で構成され、1gあたり9kcalです。脂肪酸は、飽和脂肪酸、1価不飽和脂肪酸、n-6系多価不飽和脂肪酸、n-3系多価不飽和脂肪酸に分類されます。

　ビタミンは、生命維持に必要な微量の有機化合物です。水溶性ビタミン（ビタミンB1、ビタミンB2、ビタミンB6、ビタミンB12、葉酸、ナイアシン、パントテン酸、ビオチン、ビタミンC）と脂溶性ビタミン（ビタミンA、ビタミンD、ビタミンE、ビタミンK）に分類されます。

　ミネラルは酸素、炭素、水素、窒素以外の生体を構成する元素で、無機質です。電解質（ナトリウム、クロール、重炭酸、カリウム、マグネシウム、カルシウム、リン）と微量元素（鉄、銅、亜鉛、マンガン、ヨウ素、コバルト、クロム、セレン、モリブデン）に分類されます。

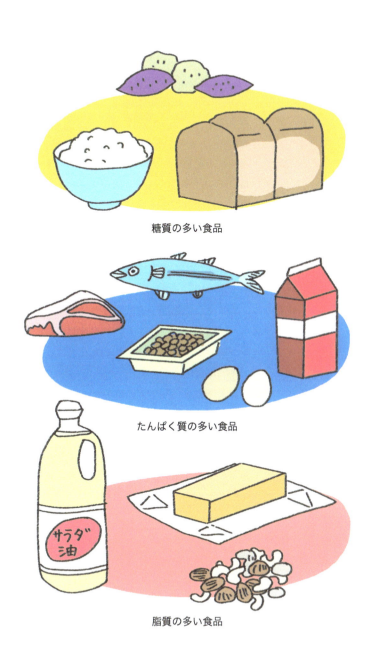

図 3.1　糖質・たんぱく質・脂質を多く含む食品

同化と異化

　代謝とは、生命の維持のために生体が行う、外界から取り入れた五大栄養素などを素材として行う一連の合成や分解のことです。代謝＝同化＋異化です。同化＝合成、異化＝分解といえます。

　より詳しくいうと、同化とは、エネルギーを使って貯蔵・生体構成成分を合成する過程です。異化とは、食事や貯蔵物質を分解することでエネルギーを得る過程です。同化では、エネルギーを使用して、グルコース→グリコーゲン、アミノ酸→たんぱく質、脂肪酸→中性脂肪のように、より高分子の物質を合成します。食事を必要以上に摂取した場合には、余分なエネルギーは脂肪に同化されて、生体に貯蔵されます。脂肪の貯蔵には、運動は不要です。一方、筋肉の形に同化して生体に貯蔵するためには、エネルギーや筋肉の原材料であるアミノ酸、たんぱく質などの栄養素だけでなく、レジスタンストレーニング（筋肉に抵抗・負荷を加えたトレーニング）が必要です。つまり、体重増加を目指した攻めの栄養管理を行う場合、レジスタンストレーニングを行わなければ脂肪で体重が増加します。一方、レジスタンストレーニングを行えば、脂肪だけでなく筋肉でも体重が増加します（**図 3.2**）。

　異化では、糖質、たんぱく質、脂質を分解して、より小さい物質にするとともに、エネルギーを得ます。糖質であれば、グリコーゲンをグルコースに分解、グルコースを解糖系とクエン酸回路で分解して、エネルギーを得ることが異化です。たんぱく質であれば、たんぱく質をアミノ酸に分解、アミノ酸をクエン酸回路で分解して、エネルギーを得ることが異化です。脂質であれば、中性脂肪をグリセロールと脂肪酸に分解、脂肪酸をβ酸化で分解して、エネルギーを得ることが異化です。食事摂取が不十分な場合（飢餓）や強い炎症（侵襲）を認める場合には、同化より異化のほうが多くなり、筋肉や脂肪が分解して体重が減少します（**図 3.3**）。飢餓の場合には、当初は筋肉、その後は脂肪が主に分解されます。侵襲の場合には、脂肪も分解されますが、主に筋肉が分解されます。

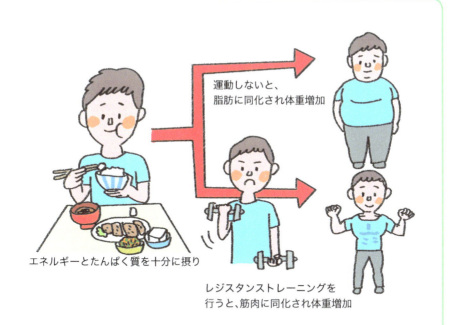

図 3.2　同化としての脂肪増加と筋肉増加

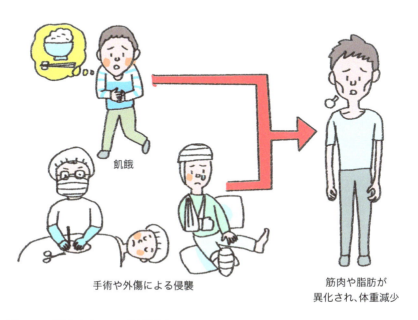

図 3.3　異化としての体重減少

3.3 低栄養とは？
栄養評価

　低栄養とは、栄養素の摂取不足や急性疾患・慢性疾患によって体組成変化（除脂肪体重減少）や体細胞量減少を生じて、身体的および精神的機能が低下し、疾患になったときに治りにくくなることです。栄養評価は、アメリカ、ヨーロッパ、中南米、アジアの静脈経腸栄養学会によるGLIM基準で、以下の流れで低栄養を診断することが推奨されています[1]（**図3.4**）。

1. 妥当性の検証された栄養スクリーニングツールで、低栄養のリスクありと判定された場合に、次のステップに進みます。

    たとえば高齢者の栄養スクリーニングとして使用される簡易栄養状態評価法（Mini Nutritional Assessment Short Form：MNA®-SF）（**表3.1**）[2]は、6項目を用いて14点満点で評価します。7点以下は「低栄養」、8〜11点は「低栄養のリスクあり」、12点以上は「栄養状態良好」と判定します。

2. 表現型基準と病因基準でそれぞれ1項目以上に該当する場合に、低栄養と診断します。

    表現型基準
    - ①体重減少：過去6ヶ月以内で5％以上の意図的ではない体重減少、6ヶ月を超えて10％以上の意図的ではない体重減少。
    - ②BMI低値：アジアでは70歳未満ではBMI 18.5未満、もしくは70歳以上ではBMI 20未満。アジア以外では70歳未満ではBMI 20未満、もしくは70歳以上ではBMI 22未満。
    - ③筋肉量低下：サルコペニアの診断（5.2節参照）と同じ。アジアでは、四肢骨格筋量を身長の2乗で除した骨格筋指数のカットオフ値（正常と異常を分ける値）がDXA（二重エネルギーX線吸収測定法）で男性7.0 kg/m^2、女性5.4 kg/m^2、BIA（生体電気インピーダンス法）で男性7.0 kg/m^2、女性5.7 kg/m^2。

    病因基準
    - ①食事摂取量減少もしくは吸収不良：50％以下の摂取量減少が1週間以上、何らかの摂取量減少が2週間以上、もしくは何らかの慢性消化管吸収不良。
    - ②炎症：急性疾患・外傷、もしくは慢性疾患に関連した炎症。

3. 最後に程度が中等度か重度かを判定します。

第 3 章　栄養の基本

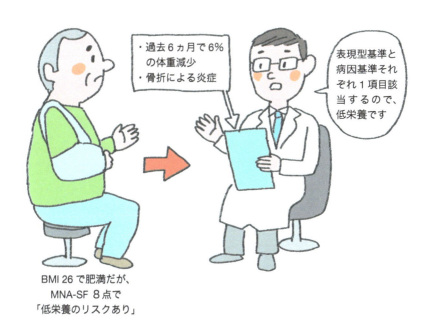

図 3.4　GLIM 基準による低栄養の診断

表 3.1　MNA®-SF [2)]

A) 食事摂取量	過去 3 ヶ月の食事摂取量が著しい減少で 0 点、中等度の減少で 1 点、減少がなければ 2 点。
B) 体重減少	過去 3 ヶ月で 3 kg 以上の減少があれば 0 点、わからない場合は 1 点、1〜3 kg の減少は 2 点、減少がなければ 3 点。
C) 身体機能	寝たきり、車いすを常時使用で 0 点、ベッドを離れられるが、歩いて外出はできない程度で 1 点、自由に歩いて外出できれば 2 点。
D) 精神的ストレス、急性疾患の有無	過去 3 ヶ月で精神的ストレスや急性疾患を経験した場合 0 点、そうでなければ 2 点。
E) 神経・精神的問題	強度の認知症またはうつ状態は 0 点、中程度の認知症は 1 点、問題がなければ 2 点。
F) BMI または CC	BMI が 19 未満で 0 点、19〜21 未満で 1 点、21〜23 未満で 2 点、23 以上で 3 点。 BMI を計算できない場合は、CC が 31 cm 未満で 0 点、31 cm 以上で 3 点。

CC：Calf Circumference（下腿周囲長）

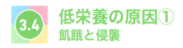
3.4 低栄養の原因①
飢餓と侵襲

　飢餓とは、エネルギーやたんぱく質の摂取量が不足する状態が持続することで、低栄養になっていることです。摂食障害の方がとてもやせているのは、栄養学的には飢餓が原因のことが多いです。短期の飢餓では、肝臓のグリコーゲンと脂肪組織の中性脂肪の異化（分解）が行われて、体内でエネルギーを産生します。しかし、肝臓のグリコーゲンは 12 ～ 24 時間で枯渇するため、その後は筋肉や腸管のたんぱく質の異化で生じた糖原生アミノ酸からグルコースが合成されます（糖新生によるエネルギー産生）。さらに飢餓が長期化すると、免疫能の低下、創傷治癒遅延、臓器障害を認め、除脂肪体重（Lean Body Mass：LBM）の 30 ～ 40 ％を失うと餓死に至ります。

　発展途上国の小児の低栄養は、飢餓が原因のことが多く、マラスムス型、クワシオルコル型、混合型に分類されます。ただし、日本ではクワシオルコル型の低栄養を認めることはまれです（**図 3.5**）。

　侵襲とは、生体の内部環境の恒常性を乱す可能性がある刺激のことです。具体的には手術、外傷、骨折、急性感染症、熱傷など急性に生じる炎症です。侵襲下の代謝変化は、傷害期、異化期、同化期の 3 つの時期に分類されます。傷害期では、一時的に代謝が低下します。異化期では、脂肪も分解されますが筋肉のたんぱく質の分解が著明で、高度の侵襲では 1 日 1 kg の筋肉量が減少することがあります。同化期に移行すれば、適切な栄養管理と運動を併用することで、筋肉や脂肪を増やすことができます。

　異化期か同化期かの判断には、窒素バランスが有用です。窒素はたんぱく質のほぼ 16 ％を占めているため、窒素＝たんぱく質÷6.25 となります。食事や経管栄養、静脈栄養で摂取しているたんぱく質の量を計算すれば、窒素摂取量を計算できます。一方、窒素排泄量は、尿中尿素窒素排泄量（24 時間蓄尿）×1.25、もしくは尿中以外の窒素排泄量を 4 g として計算します。

　以上より、

　　窒素摂取量（摂取たんぱく質÷6.25）－尿中尿素窒素排泄量×1.25

もしくは

　　窒素摂取量－尿中尿素窒素排泄量－4

の式で窒素バランスを計算できます。侵襲時の窒素バランスが正なら同化期、負なら異化期と判定します。

第 3 章 栄養の基本

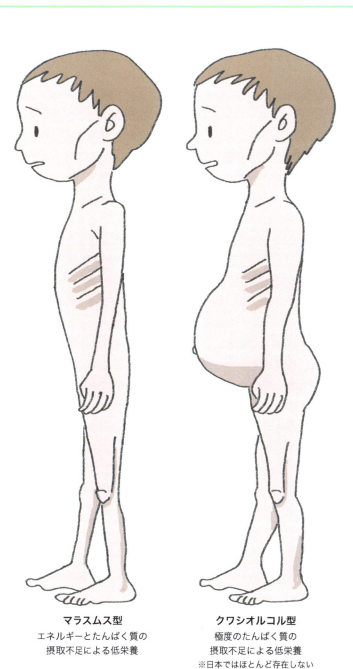

　　マラスムス型　　　　　　クワシオルコル型
エネルギーとたんぱく質の　　極度のたんぱく質の
　摂取不足による低栄養　　　摂取不足による低栄養
　　　　　　　　　　　　※日本ではほとんど存在しない

図 3.5　マラスムス型およびクワシオルコル型の低栄養の小児

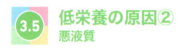

3.5 低栄養の原因②
悪液質

　悪液質とは、2006年に開催されたワシントン会議によって以下のように定義されました。「併存疾患に関連する複雑な代謝症候群で、筋肉の喪失が特徴である。脂肪は喪失することもしないこともある。顕著な臨床的特徴は成人の体重減少（水分管理除く）、小児の成長障害（内分泌疾患除く）である。食思不振、炎症、インスリン抵抗性、筋蛋白崩壊の増加がよく関連している。飢餓、加齢に伴う筋肉喪失、うつ病、吸収障害、甲状腺機能亢進症とは異なる」[3]。

　悪液質の原因疾患には、がん、慢性心不全、慢性腎不全、慢性呼吸不全、慢性肝不全、関節リウマチなどの膠原病、慢性感染症などがあります。悪液質の診断基準を**表3.2**[3]に示します。慢性炎症のため、検査値異常としてCRP（C反応性蛋白）0.5 mg/dL以上を認めることが多いです。

　悪液質は、単にエネルギーやたんぱく質の摂取量が不足しただけの状態である飢餓とは異なります。飢餓の場合には、エネルギーやたんぱく質を十二分に摂取すれば栄養改善が可能です。一方、悪液質の場合には慢性炎症などがあるために、エネルギーやたんぱく質を十二分に摂取するだけでは、栄養改善は困難なことが多いです。そのため、低栄養の原因が飢餓か悪液質か、飢餓と悪液質の両方かを判断することが重要です。

　がん悪液質に関しては、ヨーロッパ緩和ケア共同研究（EPCRC）が前悪液質、悪液質、不応性悪液質（終末期）の段階別に診断基準を作成しています（**表3.3**）[4]。ただしこの基準では、体重減少だけでがん悪液質と診断できてしまうため、飢餓と悪液質の区別が難しいのが課題です。

　日本では悪液質＝終末期というイメージが強いですが、実際には悪液質＝終末期ではありません。がんや慢性臓器不全など、悪液質の原因疾患のある場合には、終末期となる前に悪液質を発見して、運動、栄養、薬剤、心理など多方面から介入することで、悪液質の進行を遅らせることが重要です。

表 3.2 悪液質の診断基準[3]

必要条件	① 悪液質の原因疾患の存在
	② 12ヶ月で5％以上の体重減少（もしくは BMI 20 未満）
5つのうち3つ以上に該当	① 筋力低下
	② 疲労
	③ 食思不振
	④ 除脂肪指数（筋肉量）の低下
	⑤ 検査値異常（CRP > 0.5 mg/dL、Hb < 12.0 g/dL、Alb < 3.2 g/dL）

CRP：C反応性蛋白
Hb：ヘモグロビン
Alb：アルブミン

表 3.3 がんの前悪液質・悪液質・不応性悪液質の診断基準[4]

前悪液質	6ヶ月で5％未満の体重減少 食思不振や代謝変化を認めることがある。
悪液質	6ヶ月で5％以上の体重減少（BMI 20 未満かサルコペニアのときは2％以上の体重減少） 食事量減少や全身炎症を認めることが多い。
不応性悪液質	以下の6項目すべてに該当する場合 ● 悪液質の診断基準に該当 ● 生命予後が3ヶ月未満 ● Performance Status が 3 か 4 ● 抗がん治療の効果がない ● 異化が進んでいる ● 人工的栄養サポートの適応がない

Performance Status：日常生活の制限の程度を示す
　3：限られた身のまわりのことしかできない
　4：身のまわりのことはまったくできない

3.6 過栄養・肥満とは？

　リハ栄養診断では、過栄養を以下のように定義しています。「栄養、活動、疾患などの要因によって脂肪の過剰蓄積をまねいた結果、代謝異常などの健康障害の発症や ADL 低下がみられる状態。または健康障害の発症リスクや ADL 低下のリスクがある状態」[5]。一方、肥満は日本人の場合、BMI 25 以上と定義されます。一言でいうと、過栄養は脂肪の過剰蓄積ですので、過栄養＝肥満とは必ずしもいえません。以下のような場合もあります。

- BMI は 24 であるが、筋肉量がかなり少なく脂肪の過剰蓄積を認める場合。過栄養ですが、肥満ではありません。
- BMI は 27 であるが、スポーツパーソンであり筋肉量がとても多く、脂肪の過剰蓄積を認めない場合。肥満ですが、過栄養ではありません。

　筋肉量の視点で肥満をみると、筋肉量がかなり少ない方（サルコペニア肥満。過栄養）、筋肉量が標準的な方（通常の肥満。過栄養）、筋肉量がかなり多い方（筋肉質の肥満。過栄養ではない）に分類できます（**図 3.6**）。肥満や過栄養の原因には、エネルギー摂取過剰、エネルギー消費不足、加齢による基礎代謝量の減少、疾患（二次性肥満）があります。

　過栄養の評価には、腹囲（ウエスト周囲長）が有用です。脂肪は、内臓脂肪と皮下脂肪に分類できます。腹囲は身体計測指標の中で最も、腹部 CT での内臓脂肪面積との相関が高いといわれています。内臓脂肪過剰蓄積の基準とされている内臓脂肪面積 100 cm^2 に相当する腹囲は、男性 85 cm、女性 90 cm です。そのため、腹囲が男性 85 cm 以上、女性 90 cm 以上であれば、過栄養が疑われます。

　なお、過栄養・肥満への対応は、年齢によって異なります。若年〜中年の場合には、脂肪の過剰蓄積を減少させて減量することが重要です。一方、高齢や要介護の場合には、減量しなくてもよい場合もあります。BMI が 30 以上であれば減量したほうがよいことが多いですが、BMI が 25〜29 であれば、肥満のために足腰に痛みが出て歩けないなどでない限り、体重維持でよいと考えます。

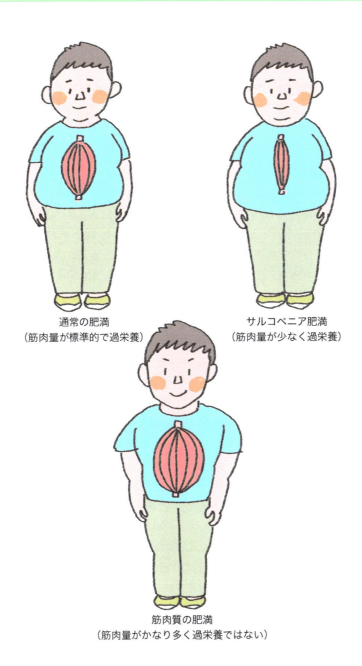

図 3.6　さまざまな肥満

自分でできる栄養評価

皆さんの栄養状態は良好でしょうか？ それとも低栄養や肥満でしょうか？ なぜ自分の栄養状態は良好といえるのでしょうか？ ここではGLIM基準を参考に、自分でできる栄養評価を紹介します（**図3.7**）。

①自分の体重を測ります。できれば毎朝、起床してトイレに行った後など、決まった時間に測ります。1日の中でも1kg程度は体重が変動するためです。

　GLIM基準では、過去6ヶ月以内で5％以上の意図的でない体重減少もしくは6ヶ月を超えて10％以上の意図的でない体重減少があった場合に、低栄養が疑われます。たとえば、身長155cmで体重45kgの方がいたとします。この方の3ヶ月前の体重が48kgだった場合、6.25％の体重減少です。また、この方の1年前の体重が51kgだった場合、11.8％の体重減少です。いずれも低栄養が疑われます。

②次にBMIを計算します。BMI＝（体重kg）÷（身長m）÷（身長m）で計算します。たとえば身長155cmで体重45kgの場合、45÷1.55÷1.55＝18.7と計算できます。アジアでは、70歳未満ではBMI 18.5未満、70歳以上ではBMI 20未満の場合に、低栄養が疑われます。そのため、この方が70歳未満であれば正常ですが、70歳以上の場合には低栄養が疑われます。一方、日本人でBMIが25以上の場合には肥満と判定します。

③自分のふくらはぎの太さを測ります。ふくらはぎの最も太い部分の周囲をメジャーで測ると、下腿周囲長がわかります。

　GLIM基準では、筋肉量低下ありの場合に低栄養が疑われます。下腿周囲長で筋肉量低下の有無を判断することが可能です。日本人の地域在宅高齢者では、下腿周囲長が男性34cm未満、女性33cm未満を筋肉量低下の目安とします[6]。一方、日本人の高齢入院患者では、下腿周囲長が男性30cm未満、女性29cm未満が筋肉量低下の目安となります[7]。地域在宅高齢者より入院患者のほうが、活動量が少なく下肢の筋肉量が減りやすいため、カットオフ値に差があります。より簡単なテストには、指輪っかテストがあります。自分の両手の親指と人差し指で、ふくらはぎの最も太い部分を囲んで、指が重なる場合には筋肉量低下の可能性が高いです。

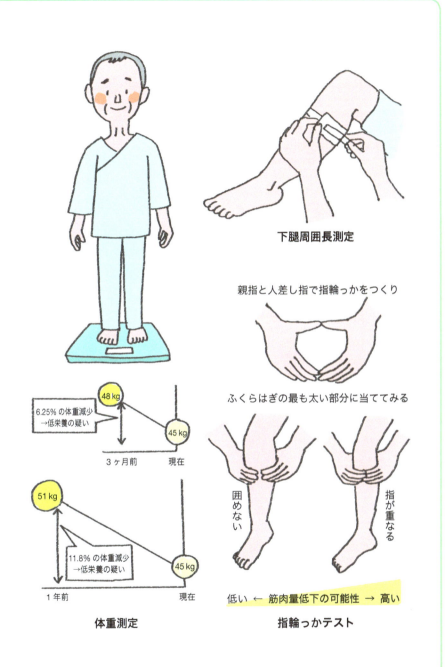

図 3.7　自分でできる栄養評価

3.8　1日エネルギー消費量の計算

　1日エネルギー消費量を計算するためには、まず基礎エネルギー消費量を計算することが必要です。基礎エネルギー消費量とは、安静な状態のときに生命維持のために消費されるエネルギー量のことです。Harris-Benedictの式[8]で計算されることが多いです。

　　男性：66.47＋13.75W＋5.0H－6.76A
　　女性：655.1＋9.56W＋1.85H－4.68A
　　W：体重（kg）　H：身長（cm）　A：年齢（年）

　より簡便なものとして、日本人の食事摂取基準（2015年版）があります。50歳以上の1日基礎エネルギー消費量は、男性21.5 kcal/kg体重、女性20.7 kcal/kg体重です。

　次に、1日エネルギー消費量は、以下の式で計算されます。

　　1日エネルギー消費量（kcal）＝
　　　　　　　　　　基礎エネルギー消費量×活動係数×ストレス係数

　活動係数とは、どの程度の身体活動を行っているかを示す数字です。一方、ストレス係数とは、どの程度の炎症が生じているかを示す数字です。活動係数とストレス係数の例を**表3.4**に示します。たとえば、デスクワーク中心の仕事で疾患・炎症がなければ、活動係数は1.5、ストレス係数は1.0となります。

　身体活動によるエネルギー消費量は、メッツ（Metabolic Equivalents：METs）でも計算できます。メッツとは、身体活動の強度の指標で、安静時（横になって静かにテレビを観る、睡眠）と比較して、何倍のエネルギーを消費するかで活動の強度を示します。たとえば安静臥床なら1メッツ、時速4 kmでの平地歩行であれば3メッツです。国立健康・栄養研究所のホームページで改訂版『身体活動のメッツ（METs）表』の日本語版を閲覧することができます[9]。身体活動によるエネルギー消費量は下記の式で計算できます。

　　1.05×体重(kg)×メッツ×時間(h)

　たとえば体重50 kgの方が1日1時間、3メッツ程度の身体活動を行う場合、身体活動によるエネルギー消費量は

　　1.05×50(kg)×3(メッツ)×1(h)＝157.5 kcal

となります。

表3.4　活動係数とストレス係数の例

活動係数	
寝たきり（意識障害、JCS2〜3桁）	1.0
寝たきり（覚醒、JCS1桁）	1.1
ベッド上安静	1.2
ベッド外活動	1.3
軽労働	1.5
中〜重労働	1.7〜2.0
機能訓練室でトレーニング実施	1.3〜2.0
ストレス係数	
疾患・炎症なし	1.0
術後3日間	手術の侵襲度によって1.1〜1.8
骨折	1.1〜1.3
褥瘡	1.1〜1.6
感染症	1.1〜1.5
臓器不全	1臓器につき0.2追加（上限2.0）
熱傷	深達度と面積によって1.2〜2.0

JCS：Japan Coma Scale, 意識障害を評価するスケール
　1桁（1〜3）　　　：覚醒している状態
　2桁（10〜30）　　：刺激すると覚醒するが、刺激をやめると覚醒しない状態
　3桁（100〜300）：刺激しても覚醒しない状態

3.9　1日エネルギー必要量の計算

　1日エネルギー必要量の計算は、1日エネルギー消費量の計算から始めます。現在の栄養状態が良好で、今後も現在の栄養状態を維持したい場合には、

　　1日エネルギー必要量＝1日エネルギー消費量

となります。実際に1日エネルギー必要量＝1日エネルギー消費量となっているかどうかの目安は、体重の推移でわかります。毎日体重を測定して、一定の期間、体重が維持されていれば、ほぼ1日エネルギー必要量＝1日エネルギー消費量となっているといえます。

　次に、過栄養・肥満で体重を減少したい場合には、

　　1日エネルギー必要量＝1日エネルギー消費量－200～750 kcal

とします。理論的にはエネルギーバランスを7,000～7,500 kcal マイナスにすれば、1 kg の体重減少を期待できます。そのため、体重を1ヶ月に1 kg 減少したい場合には、1日のマイナスを250 kcal にします。250 kcal×30日で7,500 kcal となるためです。ただし、食事制限だけで減量すると、脂肪だけでなく筋肉が減少しやすいので、レジスタンストレーニングや持久性トレーニングの併用が必要です（**図 3.8** 上）。また、たんぱく質の摂取量を少なくすると筋肉が減少しやすいので、たんぱく質の摂取量は維持します。

　低栄養の場合は、その原因によって異なります。飢餓、侵襲の同化期、悪液質で体重増加を目指す場合には、

　　1日エネルギー必要量＝1日エネルギー消費量＋200～750 kcal

とします。しかし、高齢者の体重を実際に1 kg 増加させるには、8,800～22,600 kcal が必要という報告[10]がありますので、計算どおりには体重が増えないかもしれません。また、食事摂取量の増加だけで体重を増やすと脂肪だけ増えやすいので、レジスタンストレーニングの併用が必要です（図 3.8 下）。

　侵襲の異化期の場合には、1日エネルギー必要量＝15～30 kcal/kg を目安とします。過剰なエネルギー摂取は、高血糖になるなどむしろ害となる可能性があります。がんなどによる不応性悪液質で終末期の場合には、浮腫や喘鳴でQOL が低下することを防ぐため、

　　1日エネルギー必要量＝200～600 kcal

とし、水分量は1日 500～1,000 mL とします。

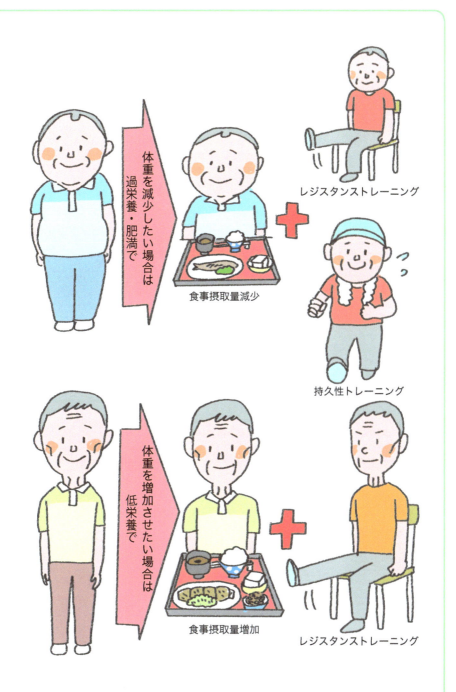

図 3.8　体重減少および増加を目指す場合の栄養管理

引用文献

1) Cederholm T, et al.（2018）*Clin Nutr.* doi: 10.1016/j.clnu.2018.08.002
2) Rubenstein LZ, et al.（2001）*J Geront.* 56A: M366-377.
3) Evans WJ, et al.（2008）*Clin Nutr.* 27: 793-799.
4) Fearon K, et al.（2011）*Lancet oncology.* 12: 489-495.
5) Nagano A, et al.（2018）*J Nutr Health Aging.* doi: 10.1007/s12603-018-1150-1
6) Kawakami R, et al.（2015）*Geriatr Gerontol Int.* 15: 969-976.
7) Maeda K, et al.（2017）*Ann Nutr Metab.* 71: 10-15.
8) Harris JA, et al.（1918）*Proc Natl Acad Sci USA.* 4: 370-373.
9) 国立健康・栄養研究所（2012）改訂版『身体活動のメッツ（METs）表』
   http://www0.nih.go.jp/eiken/programs/2011mets.pdf
10) Hebuterne X, et al.（2001）*Curr Opin Clin Nutr Metab Care.* 4: 295-300.

第 4 章

リハビリテーション栄養ケアプロセス

　第 4 章では、リハ栄養の How であるリハ栄養ケアプロセスについて解説します。リハ栄養ケアプロセスとは、質の高いリハ栄養を実践するためのツールで、リハ栄養アセスメント・診断推論、リハ栄養診断、リハ栄養ゴール設定、リハ栄養介入、リハ栄養モニタリングの 5 段階で構成されます。本書で最も難しい章かもしれません。しかし、リハ栄養診断として栄養障害、サルコペニア、栄養素摂取の過不足の有無と原因を推論することと、SMART なリハ栄養ゴールを設定することが、質の高いリハ栄養実践には欠かせませんので繰り返し読んでください。また、栄養状態の維持ではなく、体重増加や減量を目指す栄養管理の考え方も、生活機能を高めるために重要ですので紹介します。

リハ栄養ケアプロセスとは？

　リハ栄養ケアプロセスとは、質の高いリハ栄養を実践するためのツールです。リハ栄養ケアプロセスは、リハ栄養アセスメント・診断推論、リハ栄養診断、リハ栄養ゴール設定、リハ栄養介入、リハ栄養モニタリングの5段階で構成されます（**図4.1**）[1]。このサイクルを繰り返し回すことで、より質の高いリハ栄養を実践できます。

　従来、臨床栄養の世界では、栄養ケアマネジメントが使用されてきました（**図4.2**）。しかし、栄養ケアマネジメントには、問題発見・解決を行ううえで欠点が2つあります。

　1つは、低栄養やサルコペニアの詳細な原因を追究しなくてよいことです。栄養アセスメントでは、身体計測、検査値、食事摂取量などを評価して、低栄養や過栄養の有無を判断します。しかし、低栄養や過栄養だった場合に、その原因を考えることまでは求められていません。そのため、低栄養や過栄養の原因を考えずに、安易にエネルギーとたんぱく質の摂取量を増減するという栄養ケアプランを作成しがちです。

　もう1つの欠点は、栄養アセスメントの次にゴール設定しないで栄養ケアプランを作成することです。栄養アセスメントの結果と現在の全身状態より、まずは栄養改善、栄養維持、栄養悪化の軽減のどれを目指すのかという方向性を判断すべきです。そのうえで、たとえば1ヶ月に2kgの体重増加を目標とするといったSMARTなゴールを設定すべきです。しかし、栄養ケアマネジメントでは、栄養ゴール設定まで求められていないため、ゴール設定せずに栄養ケアプランを作成しがちです。

　そのため、リハ栄養ケアプロセスでは、リハ栄養診断とリハ栄養ゴール設定という段階を明確にしました。また、アメリカ栄養士会が開発した栄養ケアプロセスには、栄養診断と栄養のゴール設定は含まれていますが、リハ栄養の実践に欠かせないサルコペニアは含まれていません。そのため、質の高いリハ栄養の実践には、リハ栄養ケアプロセスが有用です。

第4章 リハビリテーション栄養ケアプロセス

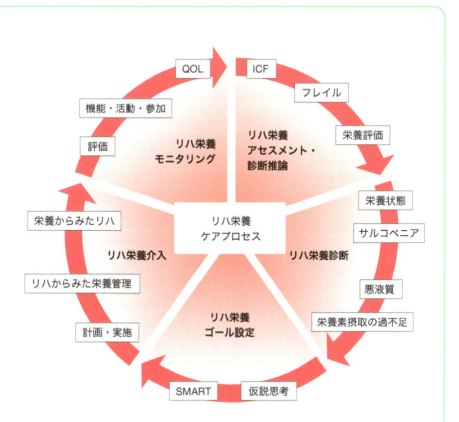

図 4.1 リハビリテーション栄養ケアプロセス[1]

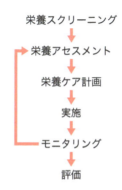

図 4.2 栄養ケアマネジメント

リハ栄養アセスメント・診断推論

　リハ栄養アセスメント・診断推論では、ICF（2.2 節参照）、フレイル（第 6 章参照）、栄養状態（第 3 章参照）などの評価を行い、栄養障害、サルコペニア、栄養素摂取の過不足の有無と原因を推論します。診断推論とは、医師が症状や徴候から疾患を診断するための行為や思考過程のことを意味します。リハ栄養では、栄養障害、サルコペニア、栄養素摂取の過不足の 3 項目に限定して、医師だけでなく管理栄養士、PT、OT、ST、看護師など多職種で診断推論を行います。

　診断推論には、非分析的推論と分析的推論があります。非分析的推論とは、既存の症状から経験や知識を基にした直感を使って診断する方法です。分析的推論とは、鑑別診断リストに挙がった疾患から、1 つの疾患であることを確定する（確定診断）ために、必要な検査を実施して診断する手法です。非分析的推論と分析的推論は、どちらか一方が優れているわけではなく、両者を補完的に使用することが有用です。

　非分析的推論は、パターン認識ともいえます。たとえばガリガリにやせている方をみた場合に、低栄養、サルコペニア、栄養素の摂取不足の可能性が高いと推論します（**図 4.3** 上）。一方、かなり太っている方をみた場合に、過栄養、栄養素の摂取過剰の可能性が高いと推論します。非分析的推論だけで確定診断できる場合もありますが、確定診断するためには分析的推論が有用です。

　分析的推論は、仮説思考ともいえます。栄養障害、サルコペニア、栄養素摂取の過不足があるという仮説を立てて、診断基準などを参考に仮説を検証します。たとえばガリガリにやせている方をみた場合に、過去 6 ヶ月間の体重減少が 10％、現在の BMI が 14、下腿周囲長が 23 cm、過去 1 ヶ月間は食事摂取量の不足が持続であれば、GLIM 基準より低栄養と確定診断できます。しかし、この方が女性で握力が 20 kg、歩行速度が 1.1 m/s であれば、筋力と身体機能が正常ですので、サルコペニアではないと診断されます（図 4.3 下、5.2 節参照）。

　非分析的推論と分析的推論で結果が異なる場合がありますので、両者を併用して、分析的推論で確定診断します。

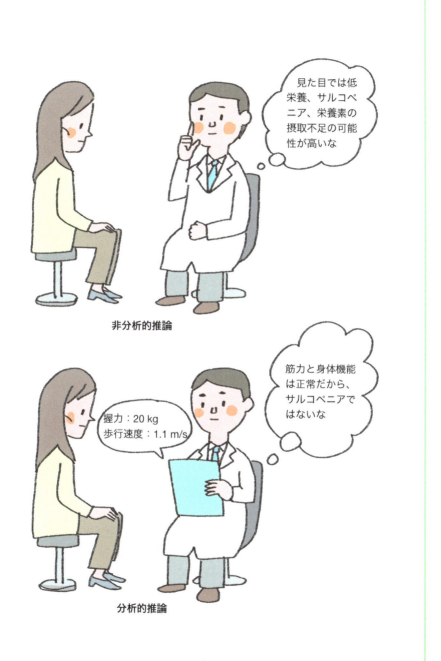

図 4.3　非分析的推論と分析的推論

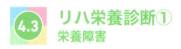
リハ栄養診断①
栄養障害

　栄養障害では、低栄養、低栄養のリスク状態、過栄養、過栄養のリスク状態、栄養素の不足状態、栄養素の過剰状態の有無と原因を診断します。低栄養と過栄養については第3章を参照してください。

　低栄養のリスク状態とは、現在は低栄養ではないものの今後（1〜3ヶ月以内に）、低栄養になるおそれがある状態です。たとえば、MNA®-SF（3.3節参照）で8〜11点の場合や、GLIM基準で表現型基準と病因基準のいずれかのみ該当する場合に、低栄養のリスク状態と診断されます。低栄養になってから栄養介入するのではなく、低栄養のリスク状態の時点で発見、介入して、低栄養を予防することが重要です（**図4.4**）。

　過栄養のリスク状態とは、現在は過栄養ではないものの今後（1〜3ヶ月以内に）、過栄養になるおそれがある状態です。たとえば、リハ病院入院中は提供される食事はコントロールされていて身体活動量も多いですが、自宅退院後は食べすぎによるエネルギー摂取過剰と、身体活動量低下によるエネルギー消費不足によって過栄養が予測できる状態です。過栄養になってから栄養介入するのではなく、過栄養のリスク状態の時点で発見、介入して、過栄養を予防することが重要です。

　栄養素の不足状態とは、栄養素摂取量にかかわらず現時点で栄養素が体内に不足している状態です。たとえば、血液検査で血清カリウム濃度が基準値未満であった場合、カリウムの不足状態といいます。たんぱく質（筋肉）と体脂肪の不足状態は、低栄養です。三大栄養素である糖質やたんぱく質、脂質だけでなく、ビタミンやミネラルなどの微量栄養素の不足状態も評価します。原因は、食事摂取量不足、下痢や消化管の吸収障害などによる体内での需要・排泄の増大、不随意運動やトレーニングのやりすぎによるエネルギー消費過剰、静脈経腸栄養での不十分な栄養管理があります。

　栄養素の過剰状態とは、栄養素摂取量にかかわらず現時点で栄養素が体内に過剰に存在している状態です。血清カリウム濃度が基準値を上回った場合、カリウムの過剰状態といいます。体脂肪の過剰状態は、過栄養です。原因は、食事や健康食品などによる栄養素の過剰摂取、慢性腎不全などによる排泄の低下、身体活動量不足によるエネルギー消費低下、静脈経腸栄養での過剰な栄養管理があります。慢性腎不全では、カリウムやリンの過剰状態を認めやすいです。

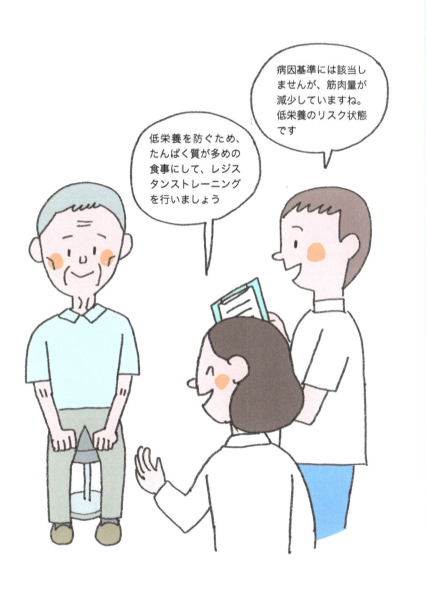

図 4.4 低栄養のリスク状態での発見・介入

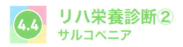
4.4 リハ栄養診断②
サルコペニア

　サルコペニアの詳細については、第5章を参照してください。ここではリハ栄養診断におけるサルコペニアの注意点を紹介します。

　サルコペニアは、筋肉量低下があり、筋力低下もしくは身体機能低下を認めた場合に診断されます。サルコペニアと診断した場合には、その原因が加齢、活動、栄養、疾患のどれであるかを他職種で推論します（**図4.5**）。入院高齢患者の場合には、加齢、活動、栄養、疾患すべてを認めることが多いですが、その中でもどの要素が特に大きいかを推論します。特に、病院での不適切な安静や禁食が原因の活動によるサルコペニア、病院での不適切な栄養管理が原因の栄養によるサルコペニア、医原性疾患によるサルコペニアの評価が重要です。これらは医原性サルコペニア（病院関連サルコペニア）とよばれ予防すべきものですが、急性期病院を中心に病院内で作られることが少なくありません。

　筋肉量低下のみ認める、もしくは筋肉量低下はなく筋力低下や身体機能低下を認める場合は、サルコペニアとは診断されません。しかし、リハ栄養診断では、筋肉量低下、筋力低下、身体機能低下のいずれか1つでも認めた場合には、サルコペニアのリスクありとして、その原因が加齢、活動、栄養、疾患のどれであるかを推論します。

　サルコペニアの原因によって、どの程度改善を期待できるかが変わります。加齢による場合、レジスタンストレーニングやたんぱく質・分岐鎖アミノ酸（バリン、ロイシン、イソロイシン）の摂取で部分的には改善を期待できます。活動による場合、レジスタンストレーニングで改善を期待できます。栄養による場合、体重増加を目指した攻めの栄養管理とレジスタンストレーニングの併用で改善を期待できます。疾患による場合には、侵襲の異化期では改善を期待できませんが、同化期に移行すれば、攻めの栄養管理とレジスタンストレーニングの併用で改善を期待できます（3.2節参照）。悪液質の場合、終末期でなければレジスタンストレーニングやたんぱく質・分岐鎖アミノ酸の摂取で改善可能なことがあります。

第 4 章 リハビリテーション栄養ケアプロセス

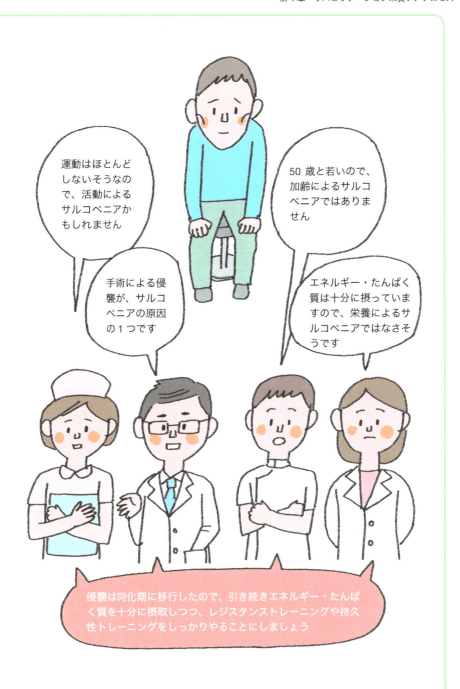

図 4.5 サルコペニアの原因の推論

4.5 リハ栄養診断③
栄養素摂取の過不足

　栄養素摂取の過不足では、栄養素の摂取不足、栄養素摂取不足の予測、栄養素の摂取過剰、栄養素摂取過剰の予測の有無と原因を診断します。

　栄養素の摂取不足とは、栄養素の不足状態の有無にかかわらず、吸収障害や排泄増加なども勘案した栄養素必要量に対し、現時点での摂取量が不足している状態です。わかりやすくいえば食べなさすぎです。栄養素の摂取が不足しているかどうかの判定は、日本人の食事摂取基準や学会等が策定しているガイドライン等の基準を用いて行います。原因は、食事摂取量不足などです（**図 4.6** 上）。たとえば現時点で低栄養でも、攻めの栄養管理で十二分にエネルギー、たんぱく質、微量栄養素を摂取していれば、栄養素の摂取不足ではありません。

　栄養素摂取不足の予測とは、現時点では栄養素の摂取不足はみられませんが、医学的状況や生活環境などから、今後、栄養素の摂取不足が予測される状態です。たとえば、摂食嚥下障害のある高齢者が誤嚥性肺炎で急性期病院に入院して禁食の場合、栄養素摂取不足の予測と診断されます。

　栄養素の摂取過剰とは、栄養素の過剰状態の有無にかかわらず、疾患なども勘案した栄養素摂取基準量に対し、現時点で摂取過剰が認められる状態です。わかりやすくいえば食べすぎです。栄養素の摂取が過剰かどうかの判定も、日本人の食事摂取基準や学会等が策定しているガイドライン等の基準を用いて行います。原因は、食事摂取量過剰などです（図 4.6 下）。

　栄養素摂取過剰の予測とは、現時点で栄養素の摂取過剰はみられませんが、医学的状況や生活環境などから、今後、栄養素の摂取過剰が予測される状態です。たとえば、糖尿病や慢性腎不全で入院中に厳格な食事療法で栄養管理されていた患者が自宅退院する場合、退院後に食事療法を継続できそうになければ、栄養素摂取過剰の予測と診断されます。

第4章 リハビリテーション栄養ケアプロセス

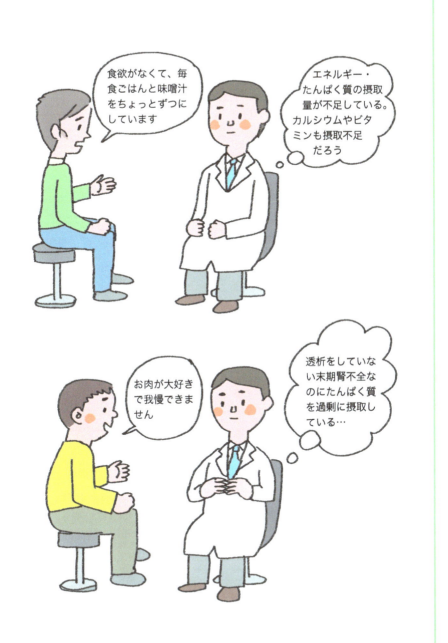

図 4.6 栄養素の摂取不足および摂取過剰の診断

4.6 リハ栄養ゴール設定

　リハ栄養ゴール設定では、リハ栄養チームの医療者が、仮説思考でリハや栄養管理のSMART（Specific：具体的、Measurable：測定可能、Achievable：達成可能、Relevant：重要・切実、Time-bound：期間を明記）なゴール設定を行います。

　仮説思考とは、現在入手できる情報から最もありそうな仮の結論を考え出し、それに基づき行動するという考え方です。仮説の構築→仮説の検証→検証結果の判断→仮説の構築（進化）のサイクルを繰り返し回します（**図 4.7**）。特に問題解決の際の原因追究（Whyの仮説）や対策立案（Howの仮説）に活用します。リハ栄養診断ではWhyの仮説思考、リハ栄養ゴール設定からリハ栄養介入ではHowの仮説思考が重要です。リハ栄養ケアプロセスの際に常に仮説思考を意識すると、より質の高い仮説を最初から構築できるようになります。

　たとえば、「栄養改善」や「歩行自立」といったゴールは、SMARTではありません。「1ヶ月後に体重2kg増加を目標とする」「1ヶ月後にT杖を使用して自宅周囲の屋外歩行自立を目標とする」であれば比較的SMARTなゴールといえます。1ヶ月後に体重2kg増加の場合、S：体重という具体的な項目、M：体重は測定可能、A：1ヶ月後に体重2kg増加であれば達成可能性あり、R：体重より筋肉量のほうが重要ですが体重も重要です、T：1ヶ月後と明記、でSMARTといえます。なおゴール設定はあくまで仮説設定であり、唯一の正解はありません。1ヶ月後に体重1kg増加でも2kg増加でもかまいません。

　栄養のゴール設定に関しては、全身状態や低栄養の原因と程度によって、①改善、②維持、③悪化軽減の方向性が決まります（**図 4.8**）。飢餓なし、侵襲なし、侵襲の同化期（CRP3 mg/dL以下）、前悪液質の場合には、「栄養改善」とゴール設定できます。軽中度の飢餓、軽中度の侵襲、悪液質の場合や栄養状態良好の場合には、「栄養維持」とゴール設定することが多いです。高度の飢餓、高度の侵襲（CRP10 mg/dL以上）、不応性悪液質の場合には、「栄養状態の悪化軽減」をゴールと設定せざるをえません。低栄養＝栄養改善が常にゴールとはならないことに留意してください。

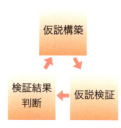

図 4.7　仮説思考

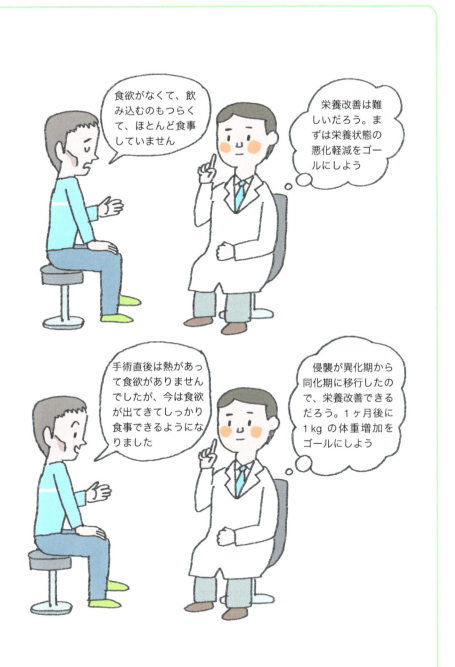

図 4.8　リハ栄養のゴール設定

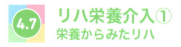

4.7 リハ栄養介入①
栄養からみたリハ

　栄養からみたリハとは、リハ栄養チームの医療者が、栄養状態と栄養管理を十分考慮したうえで機能訓練などのリハ内容を決めることです。リハ栄養のゴール設定が、栄養改善、栄養維持、栄養状態の悪化軽減のいずれかによって、機能訓練の内容を変更します。

　栄養改善がゴールの場合、筋肉量増加を目指したレジスタンストレーニングを必ず行います（**図 4.9** 上）。レジスタンストレーニングを行わずに体重増加を目指した攻めの栄養管理を行うと、筋肉ではなく脂肪で体重増加するためです。持久力改善を目指した持久性トレーニングも行います。つまり、機能改善を目指したリハを行います。ただし、過度にトレーニングを行うと、トレーニングによるエネルギー消費量が多すぎることで、栄養改善が難しくなります。エネルギー摂取量をさらに増やすか、トレーニングの量を減らすかの工夫が必要です。

　栄養維持がゴールの場合、筋肉量増加や持久力改善を目指したレジスタンストレーニングや持久性トレーニングを実施します。つまり、ここでも機能改善を目指したリハを行います。ただし、低栄養が悪化していないかどうかのモニタリングは必要です。

　栄養状態の悪化軽減がゴールの場合、筋肉量増加や持久力改善を目指したレジスタンストレーニングや持久性トレーニングは実施しません。たとえば、エネルギー摂取量が少ない飢餓のときにこれらのトレーニングを積極的に行えば、エネルギーバランスがよりマイナスとなって、さらに筋肉量が減少し、貧血が進行して持久力も低下するからです。つまり、機能改善ではなく、機能維持もしくは機能悪化軽減を目指したリハを行います。

　栄養状態の悪化軽減がゴールでも、1 日中ベッド上安静で過ごすと、廃用性の筋萎縮や持久性低下が進行します。そのため、2～3 メッツ程度（3.8 節参照）の日常生活活動に関しては、制限しないで実施したほうがよいです。また、筋肉量増加ではなく廃用性筋萎縮の予防を目的とした、最大筋力の 30～40％程度の筋力トレーニングであればむしろ実施すべきです（図 4.9 下）。

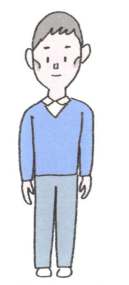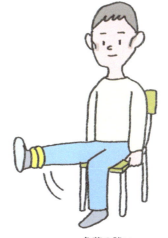

栄養改善と栄養維持がゴール　　負荷の強い
　　　　　　　　　　　　　　レジスタンストレーニングを実施

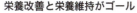

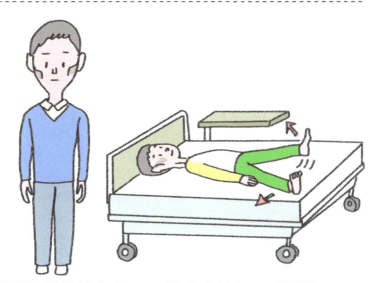

栄養状態の悪化軽減がゴール　　軽負荷の筋力トレーニングを実施

図 4.9　リハ栄養のゴール設定別の機能訓練の例

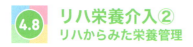

4.8 リハ栄養介入②
リハからみた栄養管理

　リハからみた栄養管理とは、ICFや機能訓練などのリハ内容を考慮したうえで、障害者やフレイル高齢者の栄養状態・サルコペニア・栄養素摂取・フレイルを改善し、機能・活動・参加、QOLを最大限高める栄養管理のことです。トレーニングによるエネルギー消費量は、メッツから計算可能です（3.8節参照）。たとえば、トレーニングで1日100 kcal消費しているのであれば、エネルギー必要量は1日100 kcal追加します。1日500 kcal消費しているのであれば、エネルギー必要量は1日500 kcal追加します。

　障害者やフレイル高齢者では、固縮、痙性による筋緊張の亢進を認めることがあります。常に筋肉がかたいということは、常に筋力トレーニングしているような状況になりますので、エネルギー消費量が増加します。筋緊張亢進によるエネルギー消費量増加の正確な数字はわかっていませんが、エネルギー必要量に1日100～200 kcal追加します（**図4.10**）。その後、リハ栄養チームによるリハ栄養モニタリングで意図的でない体重減少や体重増加がないかどうかを確認します。一方、筋肉に弛緩性麻痺を認めることもあります。筋肉が常にやわらかくて使えていないと、エネルギー消費量が低下します。こちらも正確な数字はわかっていませんが、エネルギー必要量を1日100～300 kcal少なくして、リハ栄養チームによるリハ栄養モニタリングで確認します。

　障害者やフレイル高齢者では、振戦やアテトーゼなどの不随意運動を認めることがあります。不随意運動とは、本人の意思とは関係なく、手足など身体に運動が起きることです。不随意運動は運動の1種で身体活動になりますので、不随意運動があるとエネルギー消費量が増加します。不随意運動によるエネルギー消費量増加の正確な数字はわかっていませんが、エネルギー必要量に1日100～500 kcal追加して、リハ栄養モニタリングで確認します（図4.10）。睡眠時以外1日中、不随意運動を認める場合には、エネルギー必要量を500 kcal追加しても体重減少することがあります。筋緊張や不随意運動の評価は、理学療法士や作業療法士が行うことが望ましいです。

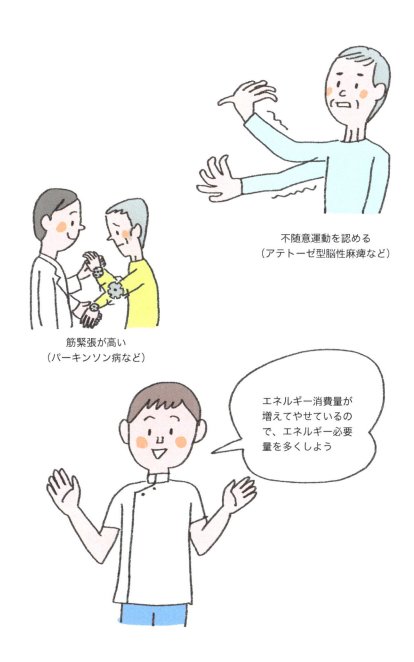

図 4.10　筋緊張や不随意運動を考慮した栄養管理

リハ栄養チームの作り方と各職種の役割

　理想的なリハ栄養チームは、医師、看護師、管理栄養士、理学療法士、作業療法士、言語聴覚士、薬剤師、歯科医師、歯科衛生士などの多職種がすべてそろっていることです。一部の病院では可能かもしれません。しかし、多くの病院、施設、在宅では難しいでしょう。その場合、「栄養からみたリハ」の立場で1人、「リハからみた栄養管理」の立場で1人、の2職種2人以上でリハ栄養を実践すれば、リハ栄養チームといえます。そのため、リハ栄養チームを作りたいと考えた人が誰か1人、他職種に声をかけて一緒にリハ栄養を実践すれば、リハ栄養チームとなります。2職種2人から徐々に多職種、多人数に広げていきます。

　管理栄養士の役割は、栄養アセスメント、栄養診断、栄養ゴール設定、栄養ケアプランの立案と実施、栄養モニタリングを主に行うことです。「リハからみた栄養管理」の立場で、機能訓練の状況などを把握して栄養管理を行います。理想的なリハ栄養チームがない場合、他職種に声をかけてリハ栄養チームを作ることが重要な役割です。

　理学療法士、作業療法士、言語聴覚士の役割は、生活機能の評価、リハゴール設定、リハプランの立案と実施、リハモニタリングを主に行うことです。「栄養からみたリハ」の立場で、栄養状態や栄養管理内容を把握して機能訓練などを行います。理学療法士、作業療法士は不随意運動や筋緊張の評価、言語聴覚士は摂食嚥下機能の評価も行い、リハ栄養ケアプランにつなげます。

　看護師の役割は、リハ栄養看護の実践です。リハ栄養の視点で看護アセスメント、看護診断、ゴール設定を含めた看護計画と実施、看護モニタリングを行います。病院や施設では、24時間切れ目なく患者の生活に関わることが看護師の強みですので、医師と連携して医原性サルコペニアを防ぐ役割があります。そもそもリハと栄養は基本的な看護ケアの一部ですので、リハ栄養の視点なくして最適な看護なしです。

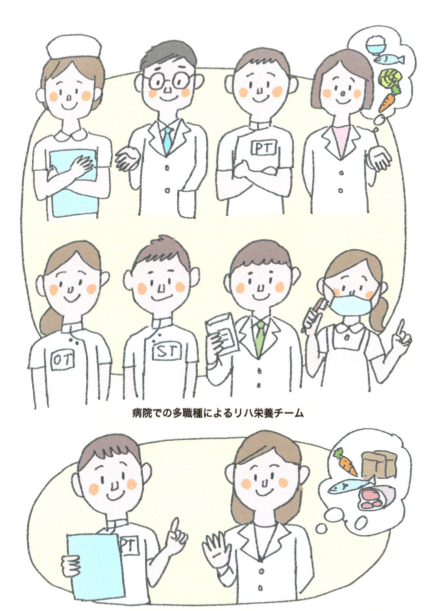

病院での多職種によるリハ栄養チーム

在宅での2職種2人によるリハ栄養チーム

リハ栄養モニタリング

　リハ栄養モニタリングとは、リハ栄養チームの医療者が、リハ栄養介入後の状態と臨床経過を観察して、再評価を実施することです。リハ栄養モニタリングの目的は、①リハ栄養介入の効果判定、②現在のリハ栄養介入を継続するか否かの判定、③現在のリハ栄養介入を継続しない場合には、再評価を行ったうえで新たなリハ栄養介入の計画を検討すること、の3つです。

　リハ栄養モニタリングでの主な評価指標は、栄養障害、サルコペニア、栄養素摂取の過不足の有無と変化、ICFの心身機能・身体構造、活動、参加、QOLの変化です。SMARTなゴール設定の中にこれらの項目を入れておけば、モニタリングしやすくなります。モニタリングの頻度は、ゴール設定の期間によりますが、急性期病院か回復期リハ病棟か施設か在宅かによっても異なります。たとえば、体重や身体計測指標であれば週1回、サルコペニア診断に必要な筋肉量、筋力、身体機能であれば月1～2回、栄養素摂取の過不足であれば週1回などと頻度を決めることが重要です。

　リハ栄養モニタリングでリハ栄養介入の効果が十分にある場合には、現在のリハ栄養介入を継続します。ただし、モニタリングなしに継続するのではなく、効果が出ていても定期的にモニタリングを行います。

　リハ栄養ゴールを達成できなかった場合には、新たなリハ栄養介入の計画を検討します（**図4.11**）。その場合には、リハ栄養ケアプロセスのサイクルをもう1度、回します。つまり、リハ栄養アセスメント・診断推論、リハ栄養診断、リハ栄養ゴール設定をやり直します。これらのステップを経ないでいきなり新たなリハ栄養介入を計画すると、リハ栄養ゴールを、再度達成できない可能性が高くなります。なぜ達成できなかったのかという原因を深く追究しない限り、診断、ゴール設定、介入のどこに問題がありどこを改善すべきなのかわかりません。忙しいとモニタリングしないでリハ栄養をやりっぱなしになりがちですが、質の高い成果を出すためにはリハ栄養モニタリングは必須です。

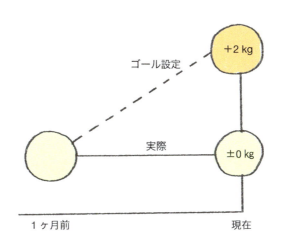

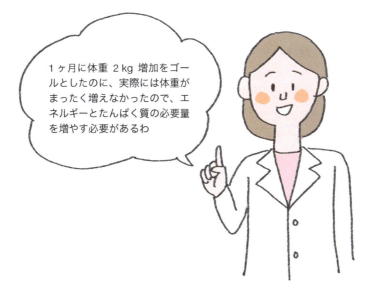

図 4.11　リハ栄養介入の再計画

自分でできるリハ栄養

　ここでは、著者が行っている予防的リハ栄養について紹介します。

　リハ栄養アセスメント・診断推論からリハ栄養診断では、低栄養はGLIM基準（3.3節参照）、サルコペニアはAWGS基準（5.2節参照）、栄養素摂取の過不足は体重増減で評価します。著者は低栄養、サルコペニアはなく、栄養素摂取の過不足も目立つものはないと思われます。ただし、フレイルをJ-CHS基準（6.2節参照）で評価するとフレイルの前段階である前フレイルですし、老嚥（7.2節参照）でもあります。そのため、前フレイルからフレイルに、老嚥から摂食嚥下障害に進行しないように、低栄養、サルコペニアを予防することが重要です。

　よってリハ栄養ゴール設定は、1ヶ月後も1年後もそれ以降も、低栄養やサルコペニアにならないよう、現在の筋肉量、筋力、身体機能を維持することです。

　リハ栄養介入のうち運動は、自分が継続できるものを選ぶことが最も重要です。種類としては、レジスタンストレーニングと持久性トレーニングの両方が重要です。著者の場合、下肢のレジスタンストレーニングは、職場や公共交通機関の階段を1段飛ばしで昇ることで行っています。嚥下関連筋群のレジスタンストレーニング（7.8節参照）は、エレベーターの待ち時間や中で行っています。先日、電車の中でハーフスクワットをしている方を見ましたが、それも1つの方法です。著者は電車の中ではやりませんが…。持久性トレーニングは、1日8,000〜10,000歩の歩行を目標としています。

　リハ栄養介入のうち栄養は、目標体重を設定したうえで毎日体重を計測して、増加傾向であれば食事摂取量を減らして、減少傾向であれば食事を増やすようにしています。実際には、減らすのを意識することばかりですが…。減らすときは米、パンといった主食の摂取量を少なくしています。いろんな種類の食品を摂取する食品多様性が、サルコペニア予防に有用な可能性があります[2]。ロコモチャレンジ！推進協議会の石橋英明先生が考案された「さあにぎやかにいただく」（魚、油、肉、牛乳、野菜、海藻、（に）、いも、卵、大豆、果物の頭文字）という言葉があります。ホテルの朝食などでビュッフェの場合には、「さあにぎやかにいただく」を意識して、できるだけ多くの種類にしています。

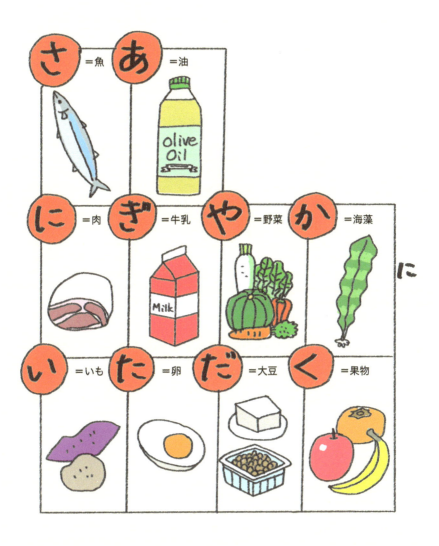

引用文献

1) Wakabayashi H (2017) *J Gen Fam Med.* 18: 153-154.
2) Yokoyama Y, et al. (2017) *J Nutr Health Aging.* 21: 11-16.

第2部
高齢者リハビリテーション栄養の実践

第5章　サルコペニア
第6章　フレイル
第7章　摂食嚥下障害

　第2部では、高齢者でリハ栄養の実践が必要な状況について紹介します。第5章では進行性、全身性に生じる骨格筋疾患であるサルコペニア、第6章では加齢にともない健康障害に対する脆弱性が高まった状態であるフレイル、第7章では口から食べることの障害である摂食嚥下障害と加齢による摂食嚥下機能低下である老嚥について解説します。フレイルの主な原因がサルコペニアや、摂食嚥下障害・老嚥による低栄養です。摂食嚥下障害の主な原因の1つがサルコペニアであり、サルコペニアの主な原因の1つが低栄養です。つまり、サルコペニア、フレイル、摂食嚥下障害、老嚥はお互いに悪影響を与えあうことと、この悪循環を断ち切るためのリハ栄養を理解するパートです。

第 5 章

サルコペニア

　第5章では、サルコペニアについて解説します。サルコペニアとは、進行性、全身性に生じる骨格筋疾患で、転倒、骨折、身体障害および死亡率といった有害な転帰の可能性増加と関連します。現時点では、病院でサルコペニアと診断することは少ないため、自分で評価することが重要です。サルコペニアの原因は、加齢、活動、栄養、疾患に分類されます。これらのうち、①病院での不適切な安静や禁食、②病院での不適切な栄養管理、③医原性疾患が原因のものを医原性サルコペニアとよびます。医原性も含めて、どの要素がサルコペニアの主な原因であるかを考えたうえで、原因に見合ったリハ栄養の実践が重要であることを紹介します。

サルコペニアとは？

　サルコペニアとは、1989年にRosenbergによって、加齢による筋肉量低下を意味する言葉として提唱されました[1,2]。その後、2010年にヨーロッパのワーキンググループ（European Working Group on Sarcopenia in Older People：EWGSOP）によって、サルコペニアの論文[3]が出版されました。この論文では、「サルコペニアは進行性、全身性に認める筋肉量低下と筋力低下であり、身体機能障害、QOL低下、死のリスクを伴う」と定義されました。もともとは筋肉量低下のみがサルコペニアとされていましたが、2010年以降は筋肉量低下に加えて、筋力低下もしくは身体機能低下を認めた場合がサルコペニアとなりました。一方、筋力低下や身体機能低下がなく筋肉量低下のみを認める場合は、前サルコペニアとされました。

　2018年に、EWGSOPによるサルコペニアの論文の改訂版（EWGSOP2）[4]が出版されました。この論文では、「サルコペニアとは進行性、全身性に生じる骨格筋疾患で、転倒、骨折、身体障害および死亡率といった有害な転帰の可能性増加と関連する」と定義されました。2010年の定義との違いですが、まず、骨格筋疾患と明記されました。これは2016年10月にサルコペニアがICD-10（国際疾病分類）に含まれたためです。次に、具体的な有害事象として転倒、骨折が記載されました。

　さらに、サルコペニアは高齢者だけの骨格筋疾患ではなくなりました。2010年の論文では、サルコペニアは高齢者のみを対象としていましたが、2018年の論文では、高齢者でなくてもサルコペニアを生じることがあるとされました。筋力低下のみでサルコペニアの可能性が高いと診断して、筋力低下＋筋肉量低下の場合に確定診断できるようになりました。活動、栄養、疾患による二次性サルコペニアは、高齢者でなくても認めることがあります（**図5.1**）。

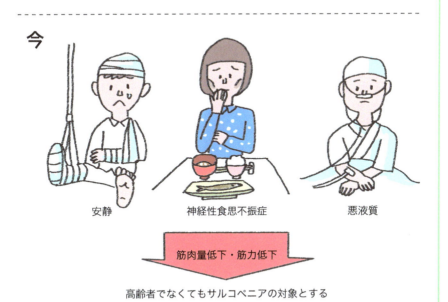

図 5.1 サルコペニアの定義の変化

サルコペニアの診断

サルコペニアの診断には、2019年に発表されたアジアのワーキンググループ（Asian Working Group for Sarcopenia, AWGS）のコンセンサス論文[5]を使用します。筋肉量低下を認め、筋力低下もしくは身体機能低下を認めた場合にサルコペニアと診断します（**図 5.2**）[5]。なお、高齢者でなくても AWGS2019 基準で診断可能です。

AWGS2019 基準では下腿周囲長（**図 5.3**）、5 項目の自記式スクリーニングである SARC-F（**表 5.1**）[6]、下腿周囲長と SARC-F を組み合わせた SARC-Calf のいずれかで、症例の抽出を行います。下腿周囲長は、男性 34cm 未満、女性 33cm 未満であれば筋肉量低下が疑われ、次の段階に進みます。日本人の高齢入院患者では、下腿周囲長が男性 30cm 未満、女性 29cm 未満が筋肉量低下の目安ですが[7]、ここでは AWGS2019 基準に従います。SARC-F は、10 点満点のうち 4 点以上の場合、次の段階に進みます。SARC-Calf は、SARC-F の点数に、下腿周囲長が男性 34cm 未満、女性 33cm 未満だった場合に 10 点足します。合計得点が 11 点以上だった場合、次の段階に進みます。

次に評価として、筋力と身体機能を測定します。筋力は握力計で評価して、握力が男性 28kg 未満、女性 18kg 未満の場合に、筋力低下ありと判定します。身体機能は 5 回椅子立ち上がりテストで評価します。40cm 程度の高さの椅子を使用して、座っている状態から「立って座って」を繰り返して、5 回目に立つまでの時間を測定します。5 回椅子立ち上がりテストが 12 秒以上の場合に、身体機能低下ありと判定します。筋力と身体機能のどちらか 1 つでも低下していれば、サルコペニアの可能性と診断します。なお、歩行速度で身体機能を評価する場合には、歩行速度が秒速 1m 未満の場合に身体機能低下ありと判定します。

確定診断を行いたい場合には、四肢骨格筋量 (kg) ÷ 身長 (m) ÷ 身長 (m) で計算した骨格筋指数で筋肉量を評価します。筋肉量低下のカットオフ値は、骨格筋指数が DXA（二重エネルギー X 線吸収測定法）で男性 $7.0 kg/m^2$、女性 $5.4 kg/m^2$、BIA（生体インピーダンス法）で男性 $7.0 kg/m^2$、女性 $5.7 kg/m^2$ です。

2018 年の EWGSOP2 論文[4]では、筋力低下のみでサルコペニアの可能性が高いと診断して、筋力低下＋筋肉量低下の場合にサルコペニアと確定診断できるようになりました。しかし日本はヨーロッパではなくアジアであり、体格差がありますので、AWGS2 論文の基準を使用することを個人的に推奨します。

第5章 サルコペニア

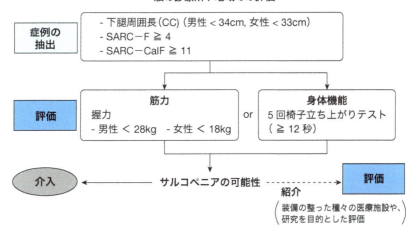

図 5.2　AWGS2019 によるサルコペニア診断基準[5)]

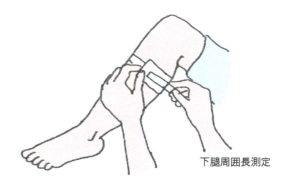

下腿周囲長測定

図 5.3　下腿周囲長による筋力量低下の評価

表 5.1　SARC-F

質問	回答
4.5kg の荷物の持ち運びは、どの程度困難ですか？	全く困難でない：0 点、いくらか困難：1 点、非常に困難ないしできない：2 点
部屋の端から端までの歩行移動は、どの程度困難ですか？	全く困難でない：0 点、いくらか困難：1 点、非常に困難ないし補助を使う、できない：2 点
椅子やベッドからの移動は、どの程度困難ですか？	全く困難でない：0 点、いくらか困難：1 点、非常に困難ないしできない：2 点
階段 10 段を上ることは、どの程度困難ですか？	全く困難でない：0 点、いくらか困難：1 点、非常に困難ないしできない：2 点
過去 1 年で何度転倒しましたか？	なし：0 点、1〜3 回：1 点、4 回以上：2 点

10 点満点のうち 4 点以上の場合に、次の段階に進みます。

5.3 自分でできるサルコペニアの評価

　サルコペニアを正確に診断するためには、筋肉量を測定する検査機器、筋力を測定する握力計、歩行速度を測定するストップウォッチが必要です。しかし、いつでもどこでも機器を用いてサルコペニアを診断するということは難しいです。そのため、正確さは下がりますが、より簡単にサルコペニアを評価する方法を紹介します（**図 5.4**）。

　筋肉量の簡単な評価には、指輪っかテストがあります[8]。自分の両手の親指と人差し指で、ふくらはぎの最も太い部分を囲みます。そうすると、指がくっつかない、指がぴったりくっつく、指が重なる、のいずれかになります。指がくっつかない場合には、ふくらはぎが太くて筋肉量が十分あるので、筋肉量低下の可能性は少ないです。指がぴったりくっつく場合には、筋肉量低下の可能性があります。指が重なる場合には、ふくらはぎが細くて筋肉量が少ないので、筋肉量低下の可能性が高いです。ただし、手が大きい方は、ふくらはぎが太くても、指が重なりやすいです。そのため、指が重なる場合には、下腿周囲長をメジャーで測ることを推奨します（5.2 節参照）。

　筋力の簡単な評価には、高さ 40 cm の椅子からの立ち上がりがあります。高さ 40 cm の椅子に座って、片足を少し浮かします。この状態で椅子から立ち上がり、3 秒間、片足立ちを続けます。立ち上がれない、もしくは立ち上がれても 3 秒間片足立ちができない場合には、下肢の筋力が弱いので、筋力低下の可能性があります。2018 年の EWGSOP2 論文[4]では、椅子での立ち座り 5 回に 15 秒以上かかる場合に、筋力低下ありと判定します。

　身体機能低下の簡単な評価としては、歩行者用信号が青のうちに横断歩道を渡りきれないことがあるかどうかで判断します。歩道の長さや青信号の時間は場所によって異なりますが、多くの歩行者用信号では 1.0 m/s で歩けば渡りきれるように設定されています。歩行者用信号が青のうちに横断歩道を渡りきれず途中で信号が赤になってしまう場合には、身体機能低下の可能性があります。

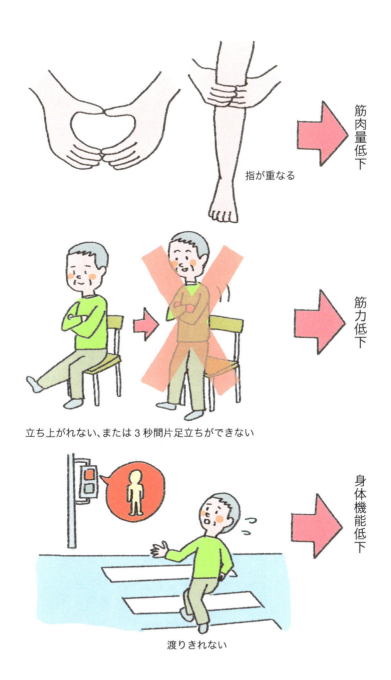

図 5.4 自分でできるサルコペニアの評価

5.4 サルコペニアの原因と対応①
加齢・活動

　サルコペニアの原因は、加齢、活動、栄養、疾患に分類されます。加齢によって、40歳以降では1年に1％程度、筋肉量が減少します。1日24時間の安静臥床によって、筋肉量は1日約0.5％減少し、筋力は1日0.3～4.2％減少します。

　加齢によるサルコペニアの対応は、サルコペニア診療ガイドライン2017年版が参考になります[9]。サルコペニアの治療として、以下のような運動と栄養のステートメントがあります。「サルコペニアを有する人への運動介入は、四肢骨格筋量、膝伸展筋力、通常歩行速度、最大歩行速度の改善効果があり推奨される」一方、「サルコペニアを有する人への必須アミノ酸を中心とする栄養介入は、膝伸展筋力の改善効果があり推奨される。しかしながら、長期的アウトカム改善効果は明らかではない」とあります。

　つまり、栄養単独の介入では、筋肉量や身体機能の改善を認めていません。そのため、運動と栄養の組み合わせが重要です。複数の治療法の組み合わせに関しては「サルコペニアを有する人へのレジスタンストレーニングを含む包括的運動介入と栄養療法による介入は、単独介入に比べサルコペニアの改善に有効であり推奨される。しかしながら、長期的アウトカム改善効果は明らかではない」というステートメントがあります[9]。

　レジスタンストレーニングとして、転倒予防効果も期待して、椅子からのハーフスクワット、もも上げ、つま先立ち（カーフレイズ）などを行います（**図5.5**）。1回3～5秒、1日10回から行い、負荷が軽ければ回数を増やします。

　栄養としては、高たんぱく質の食事とします。肉、魚、乳製品、大豆製品、卵などで、本人が好むものを摂取してもらいます。レジスタンストレーニング直後に、たんぱく質10g以上、分岐鎖アミノ酸2g以上を摂取することも有用です。

　活動によるサルコペニアでも、レジスタンストレーニングと高たんぱく質の食事が効果的です。予防には、入院中では日中はできるだけベッドから離れて体を動かすことや、在宅では1日1回以上、外出することが有用です。

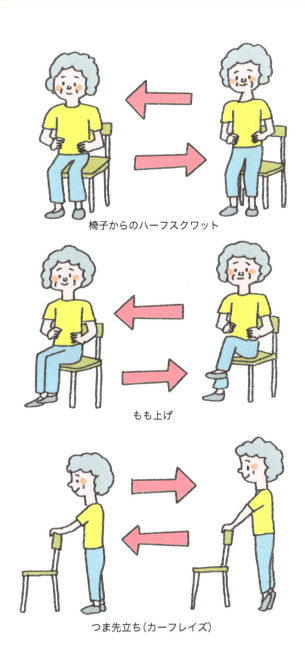

図5.5 レジスタンストレーニングの例

5.5 サルコペニアの原因と対応② 栄養・疾患

　栄養によるサルコペニアは、エネルギー摂取不足による飢餓で生じます。当院＊で摂食嚥下リハを行った入院患者の1日エネルギー摂取量は、2人に1人が1,159 kcal以下（1日2食程度）、4人に1人が648 kcal以下（1日1食程度）と飢餓状態でした[10]。長期間の飢餓では、脂肪だけでなく筋肉のたんぱく質も分解されます。疾患には、侵襲と悪液質が含まれ、いずれも筋肉のたんぱく質が分解されます。EWGSOP2論文では、「低栄養に関連したサルコペニア」という言葉が紹介されています[4]。これは、栄養・疾患によるサルコペニアとほぼ同義だと考えます。

　栄養によるサルコペニアの対応は、エネルギー蓄積量を加味した攻めの栄養管理（第3章参照）とレジスタンストレーニングの併用です。侵襲の異化期の場合には、疾患の治療とともに、1日エネルギー必要量＝15～30 kcal/kgを目安とした控えめな栄養管理と、最大筋力の30～40％程度の維持的な筋力トレーニングを併用します。これらの併用で、異化による筋肉量低下をできるだけ少なくします。一方、侵襲の同化期の場合には、攻めの栄養管理とレジスタンストレーニングの併用を行います。

　終末期ではない悪液質によるサルコペニアの場合、栄養療法、運動療法、薬物療法、心理療法を含めた包括的な対応を行います（**図5.6**）。現時点では、悪液質を根治させる治療法はありません。しかし、高たんぱく質食（1日1.5 g/kgの摂取）、n-3脂肪酸（エイコサペンタエン酸）、薬物療法として漢方の六君子湯が、悪液質に有効な可能性があります。また、運動による抗炎症作用などを期待して、可能な範囲でレジスタンストレーニングや持久性トレーニングを実施します。ただし、易疲労感や全身倦怠感を認めることが多いため、運動は少量頻回で行います。抑うつ状態や不安状態を認める場合には、心理療法やこれらに対する薬物療法を行います。一方、終末期の悪液質の場合には、栄養療法、運動療法いずれも控えめにして、QOLを悪化させないようにします。

＊横浜市立大学附属市民総合医療センター

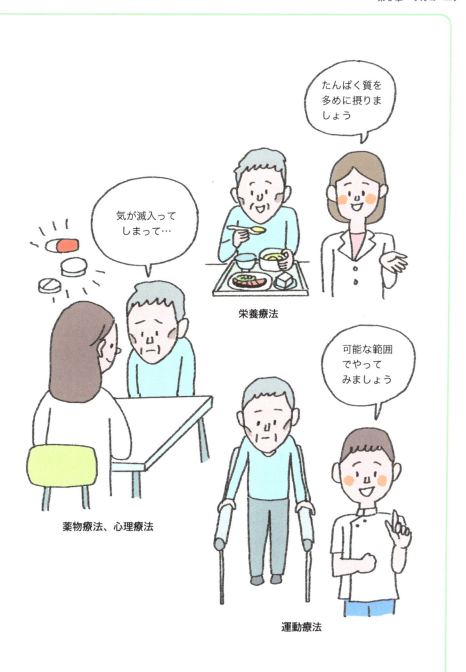

図 5.6　終末期ではない悪液質によるサルコペニア患者への包括的な対応

5.6 サルコペニアの原因と対応③
医原性

　医原性サルコペニアとは、①病院での不適切な安静や禁食が原因の活動によるサルコペニア、②病院での不適切な栄養管理が原因の栄養によるサルコペニア、③医原性疾患によるサルコペニアをいいます[11]。医原性サルコペニアは、急性期病院での「とりあえず安静」「とりあえず禁食」「とりあえず水電解質輸液のみ」の指示で生じることが多いです（図5.7）。

　たとえば、大腿骨近位部骨折で入院した患者の場合、入院前から加齢によるサルコペニアを認めることが多いです。急性期病院では、手術までに数日間、ベッド上で待機することがあり、活動によるサルコペニアを認めることがあります。また、手術直後には、末梢静脈栄養で1日300 kcal程度の「とりあえず水電解質輸液のみ」といった不適切な栄養管理で、栄養によるサルコペニアを合併することがあります。さらに、大腿骨近位部骨折とその手術による侵襲のために、疾患によるサルコペニアが進行します。これらの結果、入院後にサルコペニアが進行して、寝たきりとなりやすいです。この例では、活動と栄養によるサルコペニアが医原性です。

　急性期病院入院時はサルコペニアでなかった患者のうち、退院時には14.7％にサルコペニアを認めたという報告があります[12]。つまり、急性期病院はサルコペニア製造工場といえます。その原因は、疾患によるサルコペニアと医原性サルコペニアですが、後者は予防可能です。

　医原性サルコペニアの予防には、入院後2日以内に身体機能、嚥下機能、栄養状態の適切な評価を行ったうえで、早期離床、早期経口摂取、早期からの適切な栄養管理を徹底的に行うことが有用です。急性期病院に入院すると、本人や家族は1日中ベッド上で安静にしているほうがよいと勘違いしがちです。しかし実際には、心機能が極めて悪いなどでないかぎり、治療上、安静臥床が必要なことは少ないので、入院当日から身体活動を行うことが重要です。また、入院当日から疾患の治療と同時に適切な栄養管理を行います。

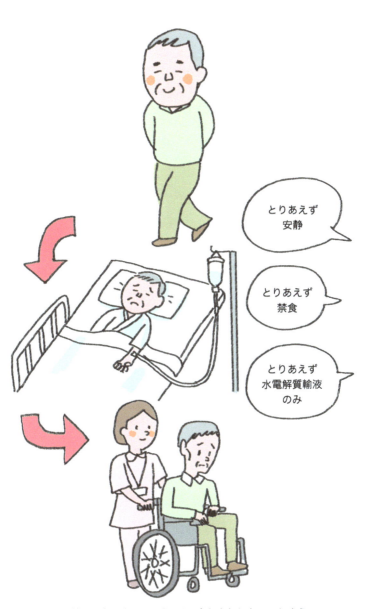

図 5.7　医原性サルコペニア

引用文献

1) Rosenberg IH (1989) *Am J Clin Nutr.* 50: 1231-1233.
2) Rosenberg IH (1997) *J Nutr.* 127: 990S-991S.
3) Cruz-Jentoft AJ, et al. (2010) *Age Ageing.* 39: 412-423.
4) Cruz-Jentoft AJ, et al. (2018) *Age Ageing.* doi: 10.1093/ageing/afy169.
5) Chen LK, et al. (2020) *J Am Med Dir Assoc.* 21: 300-307. e2
6) Malmstrom TK, et al (2013) *J Am Med Dir Assoc.* 14:531-532.
7) Maeda K, et al. (2017) *Ann Nutr Metab.* 71: 10-15.
8) Tanaka T, et al. (2018) *Geriatr Gerontol Int.* 18: 224-232.
9) サルコペニア診療ガイドライン作成委員会編集 (2017) サルコペニア診療ガイドライン 2017年版. ライフサイエンス出版
10) Wakabayashi H, et al. (2018) *J Nutr Health Aging.* doi: 10.1007/s12603-018-1117-2.
11) Nagano A, et al. (2018) *J Nutr Health Aging.* doi: 10.1007/s12603-018-1150-1
12) Martone AM, et al. (2017) *J Cachexia Sarcopenia Muscle.* 8: 907-914.

第 6 章

フレイル

　第 6 章では、フレイルについて解説します。フレイルとは、加齢のために身体機能を支える恒常性維持機構が低下したことで、ストレスに抗う力が低下し健康障害に対する脆弱性が高まった状態です。認知的、精神心理的、社会的なフレイルやオーラルフレイルもあります。現時点では、病院でフレイルと診断することは少ないため、自分で評価することが重要です。身体的フレイルの主な原因は、サルコペニア、低栄養、ポリファーマシーです。これらのうち、医原性のサルコペニアと低栄養、ポリファーマシーが原因のものを医原性フレイルとよびます。どの要素がフレイルの主な原因であるかを考えたうえで、原因に見合ったリハ栄養の実践が重要であることを紹介します。

6.1 フレイルとは？

フレイルとは、加齢のために身体機能を支える恒常性維持機構が低下したことで、ストレスに抗う力が低下し健康障害に対する脆弱性が高まった状態です。フレイルには、身体的フレイルのほかに、認知的フレイル、精神心理的フレイル、社会的フレイル、オーラルフレイル、スキンフレイルがあり、包括的な概念といえます。

フレイルには、表現型モデルと累積障害モデルという2つのモデルがあります。表現型モデルでは、フレイルと障害（Disability）は別の概念です。表現型モデルのフレイルは、BADL が自立していて、IADL や AADL の一部に介助を必要とします。障害は、BADL に介助を要する状態です（図6.1）。一方、累積障害モデルでは、フレイルと障害はほぼ同じ概念です。生活機能の障害が蓄積すればするほどフレイルが重度になる、というモデルです。表現型モデルのフレイルとは異なり、累積障害モデルのフレイルには、BADL に介助を要する方も含まれます（図6.2）。

ただし日本では、表現型モデルのほうが主流です。フレイルは健康寿命に含まれ、適切な評価と介入によって、健常に移行したり障害を予防したりできると考えたほうが理解しやすいです。そのため本書では、表現型モデルのフレイルについて解説します。

フレイルの特徴の1つは、可逆性です。すべての方のフレイルが改善することはありませんが、一部の方のフレイルは可逆的で、適切な介入によってフレイルを改善できます。平成28年度の国民生活基礎調査では、介護が必要となった主な原因の1位は認知症、2位は脳血管疾患、3位が高齢による衰弱でした[1]。高齢による衰弱は、フレイルが進行した場合が多いと考えます。そのため、フレイルや前フレイルの時点で発見して介入することが、健康寿命の延伸、要介護の予防に重要です。従来のリハは、BADL が要介助になってから開始することが多かったです。これからのリハは、それとともに BADL が自立しているうちから開始することが必要です。

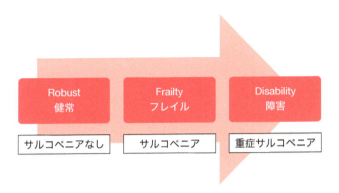

図 6.1 表現型モデルのフレイル

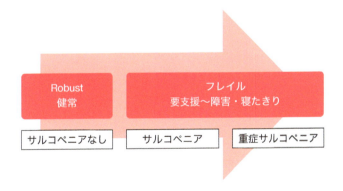

図 6.2 累積障害モデルのフレイル

6.2 身体的フレイルの診断

　身体的フレイルの診断基準は多数存在しますが、標準として定められたものはありません。ここでは、J-CHS 基準、FRAIL スケールを紹介します。

　J-CHS 基準では、体重、筋力、易疲労感、歩行速度、身体活動の 5 項目を評価します。体重は、6 ヶ月で 2〜3 kg 以上の減少があれば該当と判定します。筋力は、サルコペニアの診断基準と同様に、握力が男性 26 kg 未満、女性 18 kg 未満であれば該当と判定します。易疲労感は、ここ 2 週間、わけもなく疲れたような感じがするのであれば該当と判定します。歩行速度は、1.0 m/s 未満の場合に該当と判定します。身体活動は、①軽い運動・体操をしていますか？　②定期的な運動・スポーツをしていますか？　の 2 つの質問に対していずれも「していない」と回答すれば該当と判定します。以上 5 項目のうち、3 項目以上に該当すれば身体的フレイル、1〜2 項目に該当すれば身体的前フレイル、該当項目なしであれば健常と診断します（**図 6.3**）[2]。

　FRAIL スケールでは、**表 6.1** の疲労、抵抗、移動、疾患、体重減少の 5 項目のうち、3 項目以上に該当すれば身体的フレイルと診断します。1〜2 項目に該当すれば身体的前フレイルと診断します [3]。

表 6.1　FRAIL スケール[3]

① 疲労 Fatigue	過去 4 週間の疲労感が、いつももしくはほとんどの時間の場合に 1 点
② 抵抗 Resistance	10 段の階段を上がる際に、休憩もしくは支援が必要な場合に 1 点
③ 移動 Ambulation	数百ヤード（1 ヤード＝91.44 cm）の歩行が困難もしくは支援が必要な場合に 1 点
④ 疾患 Illnesses	以下の疾患のうち、5 疾患以上を認める場合に 1 点 （関節炎、糖尿病、狭心症もしくは心筋梗塞、高血圧症、脳卒中、気管支喘息・慢性気管支炎・肺気腫、骨粗鬆症、大腸がん・皮膚がん、うつ病もしくは不安障害、アルツハイマー病もしくは他の認知症、下肢潰瘍）
⑤ 体重減少 Loss of weight	過去 12 ヶ月間で 5％以上の体重減少を認める場合に 1 点

該当項目数　0 項目：健常、1〜2 項目：身体的前フレイル、3 項目以上：身体的フレイル

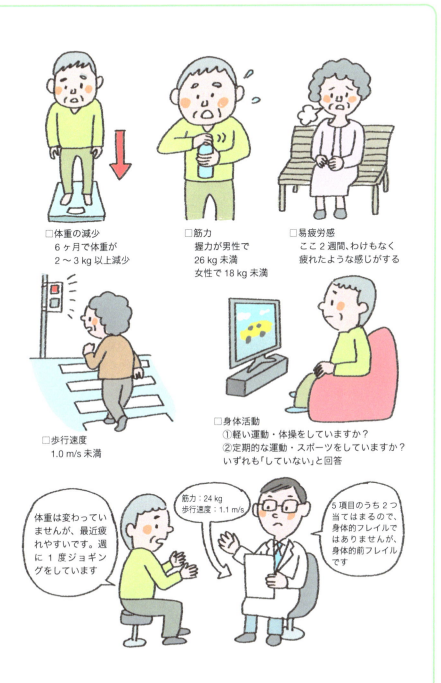

図6.3　J-CHS基準を用いた身体的フレイルの診断[2)]

自分でできるフレイルの評価

　自分でできるフレイル評価として、基本チェックリストが有用です。**表6.2**の25項目あり、25点満点中8点以上で、フレイルの可能性が高いと判断します。基本チェックリストは、身体面だけでなく、栄養面、口腔面、精神面、社会面も含んだ包括的な指標です。また、どこを改善すればよいかがわかりますので、フレイルの予防や治療にも役立ちます（**図6.4**）。

表6.2　基本チェックリスト（厚生労働省作成）

No.	質問項目	回答（いずれかに○をお付け下さい）	
1	バスや電車で一人で外出していますか	0. はい	1. いいえ
2	日用品の買物をしていますか	0. はい	1. いいえ
3	預貯金の出し入れをしていますか	0. はい	1. いいえ
4	友人の家を訪ねていますか	0. はい	1. いいえ
5	家族や友人の相談にのっていますか	0. はい	1. いいえ
6	階段を手すりや壁をつたわらずに昇っていますか	0. はい	1. いいえ
7	椅子に座った状態から何もつかまらずに立ち上がっていますか	0. はい	1. いいえ
8	15分位続けて歩いていますか	0. はい	1. いいえ
9	この1年間に転んだことがありますか	1. はい	0. いいえ
10	転倒に対する不安は大きいですか	1. はい	0. いいえ
11	6ヶ月間で2〜3kg以上の体重減少がありましたか	1. はい	0. いいえ
12	身長　　　cm　体重　　　kg　（BMI＝　　　）(注)		
13	半年前に比べて固いものが食べにくくなりましたか	1. はい	0. いいえ
14	お茶や汁物等でむせることがありますか	1. はい	0. いいえ
15	口の渇きが気になりますか	1. はい	0. いいえ
16	週に1回以上は外出していますか	0. はい	1. いいえ
17	昨年と比べて外出の回数が減っていますか	1. はい	0. いいえ
18	周りの人から「いつも同じ事を聞く」などの物忘れがあると言われますか	1. はい	0. いいえ
19	自分で電話番号を調べて、電話をかけることをしていますか	0. はい	1. いいえ
20	今日が何月何日かわからない時がありますか	1. はい	0. いいえ
21	（ここ2週間）毎日の生活に充実感がない	1. はい	0. いいえ
22	（ここ2週間）これまで楽しんでやれていたことが楽しめなくなった	1. はい	0. いいえ
23	（ここ2週間）以前は楽にできていたことが今ではおっくうに感じられる	1. はい	0. いいえ
24	（ここ2週間）自分が役に立つ人間だと思えない	1. はい	0. いいえ
25	（ここ2週間）わけもなく疲れたような感じがする	1. はい	0. いいえ

（注）BMI＝体重（kg）÷身長（m）÷身長（m）が18.5未満の場合に該当とする。

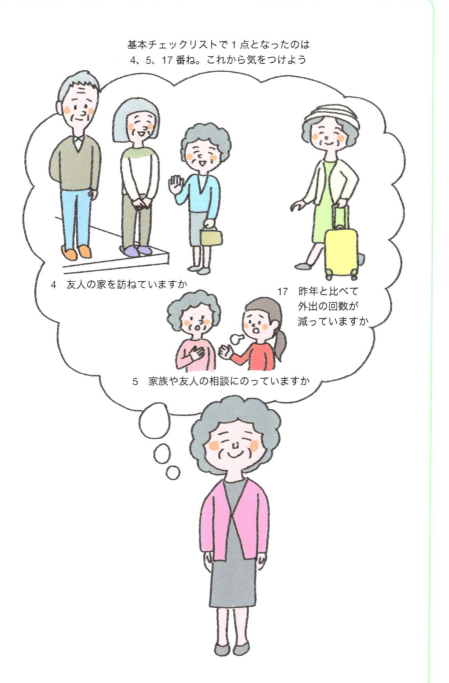

図6.4 基本チェックリストの活用

6.4 身体的フレイルの原因と対応

　身体的フレイルの主な原因は、サルコペニア、低栄養、ポリファーマシー（多剤投与で薬剤による有害事象を認めること）です。そのため身体的フレイルに対応するには、サルコペニア対策、低栄養の場合に栄養改善、ポリファーマシーの場合に薬剤の見直しと適正使用の組み合わせが有用です（**図 6.5**）。また、サルコペニアと低栄養が医原性だった場合、およびポリファーマシーの場合には、医原性フレイルといえます。

　2017 年に出版されたアジア太平洋地域のフレイル診療ガイドライン[4]では、身体的フレイルへの対応として、**表 6.3** の内容が推奨されています。フレイル対応の強い推奨は、運動とポリファーマシー対策です。

　回復期リハ病棟に入院中の慢性腎臓病（Chronic Kidney Disease：CKD）のある脳卒中患者の 33％に、6 剤以上投与のポリファーマシーを認めました[5]。また、ポリファーマシー群では、BADL の改善度が有意に低い結果でした[5]。そのため、生活機能を高めるためにもポリファーマシー対策が重要です。ただし、適切かつ必要な多剤投与であれば問題はありません。

表 6.3　アジア太平洋地域のフレイル診療ガイドライン[4]

強い推奨	1.	妥当性が検証されたツールでフレイルを同定することを強く推奨する。
	2.	フレイル高齢者には、レジスタンストレーニングの要素を含む漸進的で個別的な身体活動プログラムを紹介されることを強く推奨する。
	3.	ポリファーマシーは、不適切／不必要な薬物を減薬するか中止することでポリファーマシーに対処することを強く推奨する。
条件付きの推奨	4.	フレイル高齢者には疲労の原因をスクリーニングすることを条件付きで推奨する。
	5.	意図的でない体重減少を示すフレイル高齢者には、可逆性のある原因をスクリーニングして、食品強化／たんぱく質エネルギー補給を考慮することを条件付きで推奨する。
	6.	ビタミン D が欠乏している人には、ビタミン D を処方することを条件付きで推奨する。
推奨なし	7.	フレイル高齢者のための個別的な支援と教育計画の提供について、推奨なしとする。

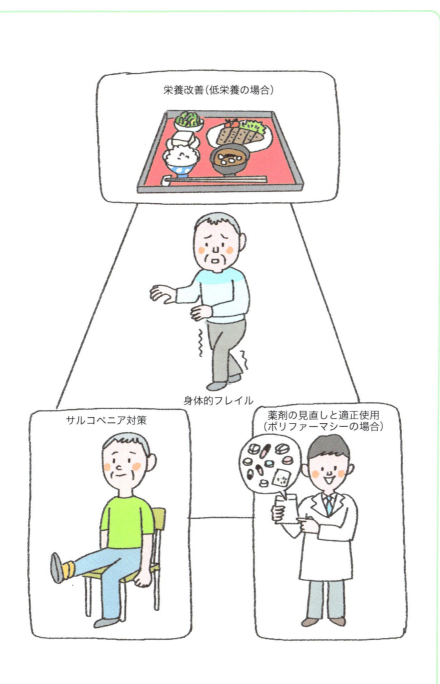

図6.5　身体的フレイルへの対応

6.5 認知的・精神心理的・社会的フレイルとその対応

　認知的フレイルとは、表現型モデルでは健常と認知症の間の状態です。認知的フレイルの診断基準は、身体的フレイルと認知機能障害（Clinical Dementia Rating が 0.5 で認知症の疑い）を認め、認知症ではない場合です[6]。認知症の場合には、認知的フレイルとは診断しません。認知的フレイルの対応としては、運動、低栄養の場合には栄養改善、頭を使う活動の組み合わせが有用です。

　精神心理的フレイルには、軽度認知障害だけでなく抑うつ気分や無気力・無関心な状態も含みます。そのため、認知的フレイルよりも広い概念といえます。正確な診断基準はありませんが、身体的フレイルと軽度の精神心理的障害を認め、重度の精神心理的障害ではない場合であると考えます。

　社会的フレイルには、明確な概念や診断基準はありません。表現型モデルで考えると、社会参加や対人交流が少なくなり、閉じこもりや社会的孤立に対する抵抗性が弱まった状態といえます。ただし、閉じこもりや完全な社会的孤立の場合には、社会的フレイルとはいえません。

　社会的フレイルの診断基準として、Makizako らは地域在宅高齢者の 2 年以内における要支援・要介護新規発生と関連している、5 つの項目を報告しました[7]。①独居である（はい）、②昨年に比べて外出頻度が減っている（はい）、③友人の家を訪ねている（いいえ）、④家族や友人の役に立っていると思う（いいえ）、⑤誰かと毎日会話をしている（いいえ）で、これら 5 項目のうち、2 項目以上に該当する場合を社会的フレイル、1 項目に該当する場合を社会的前フレイルと診断します。社会的フレイルの場合、要支援・要介護の発生リスクが約 1.7 倍に上昇しました[7]。ただし、社会的フレイルの診断基準に独居を含むかどうかは、賛否両論あります。

　社会的フレイルの対応としては、外出機会を増やすこと、趣味活動を作って行うこと、要支援・要介護の場合にはデイケア、デイサービスを利用します。身体的フレイル、認知的フレイルを合併している場合には、これらへの対応も行います（図 6.6）。

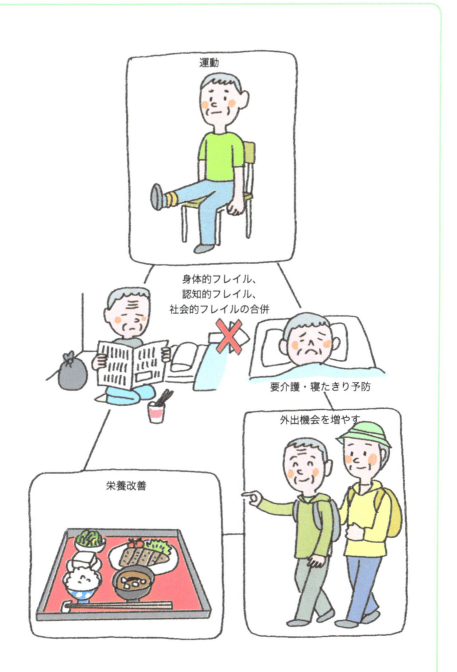

図 6.6　身体的フレイル、認知的フレイル、社会的フレイルが合併した高齢者への対応

6.6 オーラルフレイルの診断と対応

　オーラルフレイルとは、加齢による口腔機能低下のことです。オーラルフレイルに関連する用語として、口腔機能低下症、口腔機能障害、摂食嚥下障害があります。表現型モデルのオーラルフレイルの場合、口腔機能障害や摂食嚥下障害はオーラルフレイルに含みません。一方、累積障害モデルのオーラルフレイルの場合、口腔機能障害や摂食嚥下障害もオーラルフレイルに含みます。両者の考え方があるため、概念が混乱している状況です。

　オーラルフレイルの診断には、①現在歯数 20 本未満、②咀嚼能力の低下、③オーラルディアドコキネシス（滑舌）の低下、④舌圧の低下、⑤かたいものが食べにくくなりましたか（主観評価）、⑥お茶や汁物でむせますか（主観評価）の 6 項目中、3 項目以上該当する場合という基準があります[8]。1～2 項目に該当の場合はオーラル前フレイル、該当項目なしの場合はオーラルフレイルではありません。この診断基準で、地域在宅高齢者の 16% にオーラルフレイルを認め、オーラルフレイルの場合、その後 2 年間の身体的フレイル発生が 2.4 倍、サルコペニア発生が 2.2 倍、要介護認定が 2.3 倍、死亡が 2.2 倍であったと報告されています[8]。これより、オーラルフレイルを早期発見して介入することで、身体的フレイル、サルコペニア、要介護状態を回避できる可能性があります。

　口腔機能低下症という病名もあります。これは口腔衛生状態不良、口腔乾燥、咬合力低下、舌口唇運動機能低下（**図 6.7**）、低舌圧、咀嚼機能低下、嚥下機能低下の 7 項目のうち、3 項目以上該当で診断するものです[9]。日本老年歯科医学会の学会見解論文 2016 年度版[9]では、表現型モデルとして、口腔機能低下症の前段階としてオーラルフレイルが位置づけられていました。口腔機能低下症がさらに悪化すると、通常の食事を食べることが困難な口腔機能障害や摂食嚥下障害へと移行します（**図 6.8**）。今後、口腔機能低下症とオーラルフレイルの概念や位置づけの見直しが必要だと考えます。

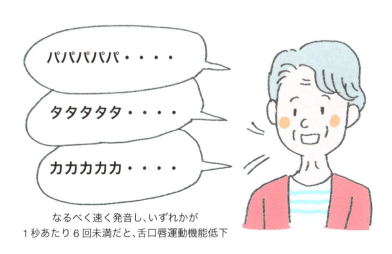

図6.7　舌口唇運動機能低下の検査

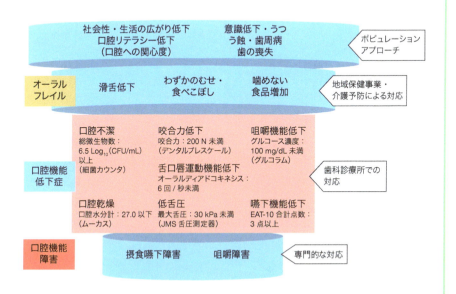

図6.8　老化による口腔機能低下[9]

引用文献

1) 厚生労働省（2017）『平成28年　国民生活基礎調査の概況』
   https://www.mhlw.go.jp/toukei/saikin/hw/k-tyosa/k-tyosa16/dl/16.pdf
2) Satake S, et al.（2017）*Geriatr Gerontol Int.* 17: 2629-2634.
3) Morley JE, et al.（2013）*J Am Med Dir Assoc.* 14: 392-397.
4) Dent E, et al.（2017）*J Am Med Dir Assoc.* 18: 564-575.
5) Kose E, et al.（2016）*J Aging Res.* 2016: 7957825.
6) Kelaiditi E, et al.（2013）*J Nutr Health Aging.* 17: 726-734.
7) Makizako H, et al.（2015）*J Am Med Dir Assoc.* 16: 1003.e7-11.
8) Tanaka T, et al.（2017）*J Gerontol A Biol Sci Med Sci.* doi: 10.1093/gerona/glx225.
9) 日本老年歯科医学会学術委員会（2016）老年歯学 31: 81-99.

第 7 章

摂食嚥下障害

　第7章では、摂食嚥下障害と老嚥について解説します。摂食嚥下障害とは、認知期（食物を認知して何をどのくらいどのように食べるかを判断する）、準備期（食物を口腔に取り込み、食物を噛んで食塊を作る）、口腔期（食塊を口腔から咽頭に送り込む）、咽頭期（食塊を咽頭から食道に送り込む、嚥下反射の時期）、食道期（食塊を食道から胃に送り込む）のいずれかに障害があるものです。一方、老嚥は加齢による摂食嚥下機能低下であり、摂食嚥下障害ではありません。認知症でも摂食嚥下障害を認めることがあります。高齢者では全身のサルコペニアにともなって、サルコペニアの摂食嚥下障害を認めやすいため、その診断、原因、予防、治療についても紹介します。

摂食嚥下障害とは？

　摂食嚥下とは、食物を認知して、口に運び、取り込んで、咀嚼して食塊にして、口からのど、食道、胃まで送り込む一連の過程のことです。これらのいずれかに障害がある場合を、摂食嚥下障害といいます。摂食嚥下障害の原因として最も多い疾患は、日本では脳卒中です。そのほかに、認知症、サルコペニア、神経筋疾患、がんなどがあります。

　口から食べる過程は①認知期（食物を認知して何をどのくらいどのように食べるかを判断する）、②準備期（食物を口腔に取り込み、食物を噛んで食塊を作る）、③口腔期（食塊を口腔から咽頭に送り込む）、④咽頭期（食塊を咽頭から食道に送り込む、嚥下反射の時期）、⑤食道期（食塊を食道から胃に送り込む）の5つに分類できます（**図 7.1**）。これらのうち、口腔期、咽頭期、食道期になんらかの障害がある場合を、嚥下障害といいます。一方、認知期、準備期も含めて5つの期のいずれかに障害がある場合を、摂食嚥下障害といいます。摂食嚥下障害では、5つの期の1つのみに障害を認める方や、5つの期すべてに障害を認める方がいます。

　摂食障害という言葉もあります。摂食障害とは、神経性食思不振症（拒食症）、神経性大食症（過食症）などの総称で、摂食嚥下障害とは別のものです。摂食障害では通常、口から食べる5つの過程に障害を認めることはありません。

　摂食嚥下障害では、誤嚥が問題となります。誤嚥とは本来、咽頭から食道に行くべき食塊や唾液などが気管に入り、肺炎や窒息のリスクとなることです。誤嚥は主に、咽頭期の問題です。一方、似た言葉に「誤飲」がありますが、誤飲とは飲んではいけないもの（タバコなど）を誤って飲んでしまい、それが胃に入ることです（**図 7.2**）。誤飲は主に、認知期の問題です。

　摂食嚥下障害に適切に対処しないと、脱水、低栄養、誤嚥性肺炎、窒息といった入院加療を要する合併症を生じます。また、人間にとって口から食べる幸せや喜びはとても大きく、生きがいの1つです。口から食べることができないと、QOLは非常に低下します。そのため、適切な摂食嚥下機能の評価とリハが大切ですが、医療現場では「とりあえず禁食」とされることが少なくありません。

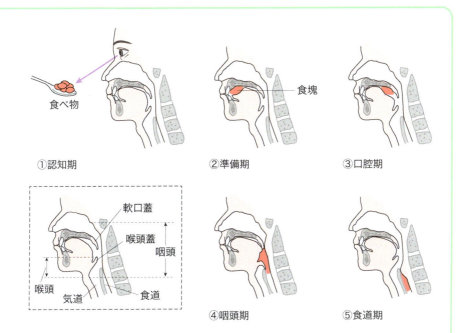

図 7.1　摂食嚥下の 5 つの期

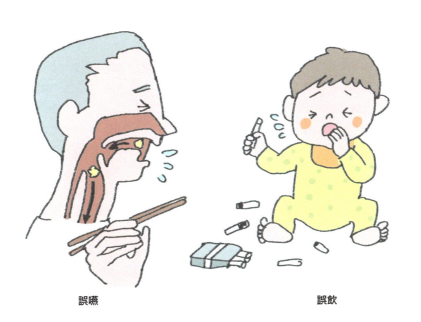

図 7.2　誤嚥と誤飲

老嚥とは？

　老嚥とは、加齢により摂食嚥下機能が低下することで、摂食嚥下障害ではありません。また、老嚥は、準備期や口腔期だけでなく咽頭期や食道期に重きをおいているという点で、オーラルフレイルや口腔機能低下症とは異なります。人間、長生きすれば誰でも老眼や難聴になりますが、同様に誰でも老嚥になります。摂食嚥下機能は正常か障害かではなく、正常か老嚥か摂食嚥下障害かで分けて考えるとよいです。ちなみに著者はすでに老嚥だと自覚しています…。

　老嚥の原因には、味覚・嗅覚の低下、感覚の低下、唾液分泌量の減少、歯数の減少、義歯の不適合、嚥下筋力の低下、全身のサルコペニア、全身の身体機能低下、低栄養、ポリファーマシーなどがあります。全身だけでなく嚥下関連筋群のサルコペニアも、老嚥の一因となります。

　つまり、歯科的な問題がある場合、適切な歯科治療を行うことで、部分的ですが老嚥を予防したり治療したりすることは可能です。また、フレイルの原因となる全身のサルコペニア、全身の身体機能低下、低栄養、ポリファーマシーに対して適切な介入を行うことでも、部分的に老嚥の予防や治療は可能です。

　老嚥は摂食嚥下障害ではありませんので、通常の食事や水分を経口摂取できます。しかし、20歳頃と比較して、飲み込むときに他のことを考えているとむせやすくなった、飲み込んだ後にのどに食べ物が残るようになった、かたいものが噛みにくくなったということはありませんか？　1つでも当てはまれば、すでに老嚥となっている可能性があります（図7.3）。

　60歳以上の地域在住の健常高齢者を対象に、嚥下内視鏡検査で摂食嚥下機能を評価した研究があります[1]。結果として、21％に窒息の既往、10％に咳、7％に咳払い、39％に咽頭残留（食べ物がのどに残ること）、6％に唾液貯留（唾液がのどに残ること）、9％に喉頭侵入（食べ物が声帯の手前まで入ること）、2％に誤嚥、8％に喉頭感覚低下（のどの感覚がにぶくなっていること）を認めました。つまり、高齢者では明らかな摂食嚥下障害となる前から老嚥を生じていて、老嚥が徐々に進行して摂食嚥下障害へ移行する可能性が高いといえます。ただし、老嚥の診断基準がないため、中年以降の方や高齢者のどのくらいが老嚥かは不明です。

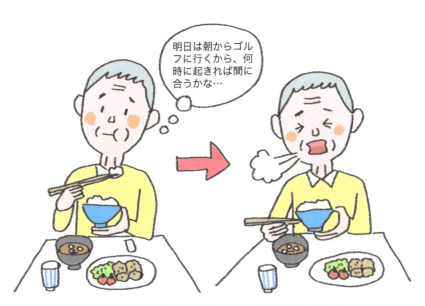

□飲み込むときに他のことを考えているとむせやすくなった

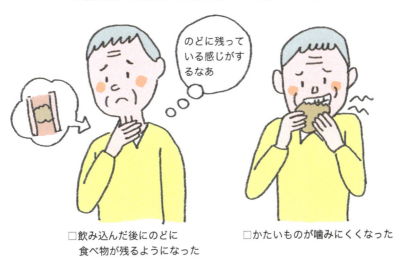

□飲み込んだ後にのどに　　　　□かたいものが噛みにくくなった
　食べ物が残るようになった

1つでも当てはまれば老嚥の可能性あり

図 7.3　老嚥とは

自分でできる摂食嚥下評価

通常の食事や水分を上手に経口摂取できず、飲み込みやすく調整した嚥下調整食やトロミ付きの水分が必要な場合には、摂食嚥下障害といえます。一方、通常の食事や水分を経口摂取できる場合には、老嚥かどうかの評価を行います。

老嚥のスクリーニングには、EAT-10（Eating Assessment Tool）という自分で回答する質問紙が有用です[2]。EAT-10 は 10 項目の質問（**図 7.4**）で構成され、それぞれ 5 段階（0 点：問題なし～4 点：ひどく問題）で回答します。40 点満点で合計点数が 3 点以上であれば、嚥下の効率や安全性に問題があるかもしれないと判定します。EAT-10 で 3 点以上の場合だけでなく、認知機能低下などで EAT-10 を実施できない場合も、老嚥や摂食嚥下障害の可能性が高いと判断できます[2]。ただし、1～2 点の場合でも、老嚥の可能性は十分にあります。（ちなみに著者は 2 点です…。）また、0 点の場合でも、本人に摂食嚥下機能低下の認識がまったくないだけで、実際には老嚥や摂食嚥下障害のこともあります。

EAT-10 で 3 点以上の場合と EAT-10 を実施できない場合は、咽頭期の摂食嚥下障害を評価するためのスクリーニングテストを行います。具体的には、30 mL の水飲みテストと反復唾液嚥下テストを行います。

30 mL の水飲みテストでは、椅子座位で、普段水を飲むのと同じように、30 mL の水を飲みます。1 回で 5 秒以内に飲み込めれば、正常です。1 回で飲めるが 5 秒以上かかる場合と、2 回以上に分けて飲む場合は、嚥下障害の疑いです。むせる場合と飲みきれない場合は、嚥下障害と判定します。反復唾液嚥下テストでは、30 秒間、唾液を空嚥下してもらいます。30 秒間で 3 回以上嚥下できれば正常、2 回以下であれば異常と判定します。これらのテストで正常以外の場合には、老嚥や軽度の嚥下障害の可能性が高いです。ただし、これらのテストで正常でも、老嚥やオーラルフレイル、口腔機能低下症の可能性は否定できません。（ちなみに著者は 30 mL の水飲みテストは正常、反復唾液嚥下テストは 7～8 回嚥下できますが、老嚥だと考えています。）

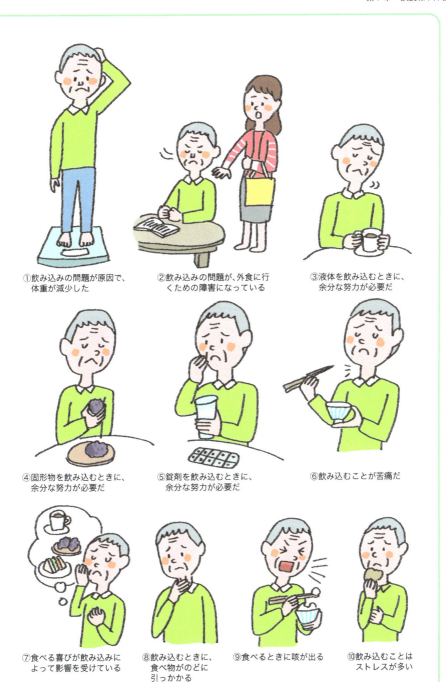

図 7.4　EAT-10 の質問項目[2)]

7.4 サルコペニアの摂食嚥下障害とその診断

　サルコペニアの摂食嚥下障害とは、全身および嚥下関連筋群の筋肉量低下、筋力低下による摂食嚥下障害です[3]。全身のサルコペニアに伴う摂食嚥下障害といえます。脳卒中のような疾患による麻痺が原因で摂食嚥下障害を生じるのではなく、筋肉量と筋力の低下によって摂食嚥下障害を生じます。摂食嚥下リハ目的で当院*リハ科を受診した摂食嚥下障害の入院患者のうち、32％にサルコペニアの摂食嚥下障害の可能性を認めました[4]。そのためサルコペニアが原因で摂食嚥下障害となることは、少なくないと考えます。

　サルコペニアの摂食嚥下障害の診断には、診断フローチャートが有用です（**図7.5**）[5]。最初に握力・歩行速度の低下、筋肉量の低下をみることで、全身のサルコペニアの有無を評価します。全身のサルコペニアでなければ、診断フローチャートから除外します。

　次に、摂食嚥下機能低下の有無を評価します。摂食嚥下障害を認めなければ、診断フローチャートから除外します。

　診断フローチャートで最も難しいのは、脳卒中などの明らかな摂食嚥下障害の原因疾患の有無を評価するところです。たとえば、脳卒中やパーキンソン病など、摂食嚥下障害を生じる可能性のある疾患をもつ患者が、もともと通常の食事や水分を経口摂取できていたとします。この方が誤嚥性肺炎で入院して1週間後に摂食嚥下障害になったとします。この場合、脳卒中の再発やパーキンソン病の悪化による摂食嚥下障害と判断されやすいです。しかし実際には、入院中にサルコペニアの摂食嚥下障害を生じた可能性も十分にあります。

　最後に、嚥下関連筋群の筋力低下の評価として、舌圧計で舌圧を測定します。舌圧とは、舌を上あごに押し付ける力のことです。舌圧が 20 kPa 未満であれば、サルコペニアの摂食嚥下障害の可能性が高いと診断します。舌圧が 20 kPa 以上もしくは舌圧計がないなどで測定できない場合には、サルコペニアの摂食嚥下障害の可能性ありと診断します。

＊横浜市立大学附属市民総合医療センター

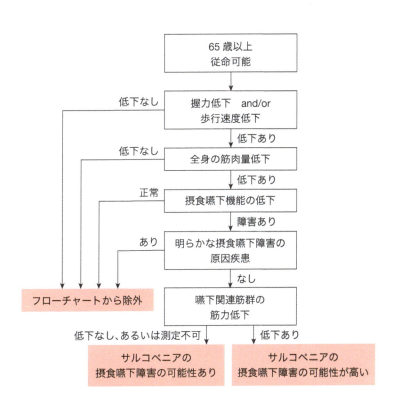

図 7.5　サルコペニアの摂食嚥下障害診断フローチャート[5]

7.5 サルコペニアの摂食嚥下障害の原因

　サルコペニアの摂食嚥下障害の原因は当然、サルコペニアです。ただし、筋ジストロフィーや多発性筋炎など、神経筋疾患による筋肉量低下と筋力低下から摂食嚥下障害となった場合は、サルコペニアの摂食嚥下障害に含めません。つまり、加齢、活動、栄養（飢餓）、疾患（侵襲、悪液質）が、サルコペニアの摂食嚥下障害の原因です。また、低栄養の原因である飢餓、侵襲、悪液質はすべて、サルコペニアの摂食嚥下障害の原因でもあります。

　誤嚥性肺炎を例に、サルコペニアの摂食嚥下障害のメカニズムと原因を解説します。誤嚥性肺炎はもともと高齢者に多く、加齢によるサルコペニアや老嚥を誤嚥性肺炎の発症前から認めることが少なくありません。次に、誤嚥性肺炎では必ず侵襲を認めるため、疾患によるサルコペニアが進行します。さらに、誤嚥性肺炎で入院すると、病院では「とりあえず安静」「とりあえず禁食」とされることが多いため、活動によるサルコペニアを合併します。また、誤嚥性肺炎では「とりあえず禁食」に加えて、末梢静脈栄養で1日300 kcal程度の「とりあえず水電解質輸液のみ」といった不適切な栄養管理が行われることがあります。この場合には、栄養によるサルコペニアも合併します。このように、誤嚥性肺炎の入院患者では、加齢、疾患、活動、栄養によるサルコペニアすべてを合併しやすい状況にあります。その結果、もともと加齢によるサルコペニアや老嚥程度で、屋外歩行や通常の食事や水分を経口摂取可能であった方でも、入院後に急速にサルコペニアが進行します。その結果、1～2週間後に寝たきりや摂食嚥下障害となって、経口摂取困難となることがあります（**図7.6**）。

　誤嚥性肺炎に限らず、入院患者でサルコペニアが急速に進行する原因は、入院の原因となった疾患によるサルコペニアと、医原性サルコペニアの2つです。疾患によるサルコペニアには、疾患の治療が最も重要です。一方、医原性サルコペニアは、疾患の治療だけに専念するのではなく、適切な評価のもとで、早期離床、早期経口摂取、早期からの適切な栄養管理を行うことが重要です。

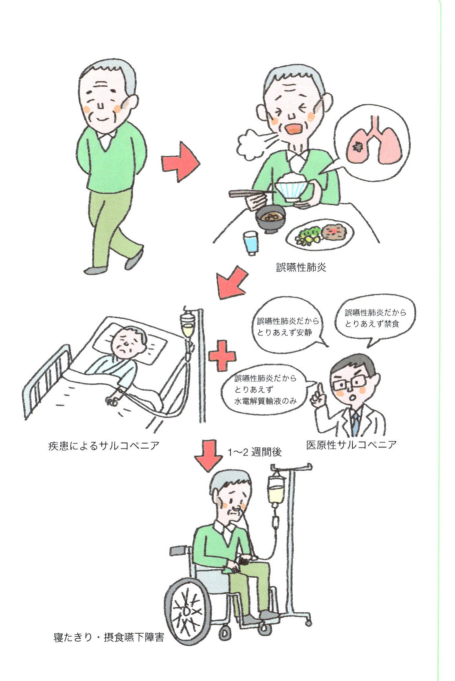

図 7.6　サルコペニアの摂食嚥下障害の発症例

サルコペニアの摂食嚥下障害の予防

　サルコペニアの摂食嚥下障害の予防には、口やのどへのアプローチと、全身へのアプローチの2つがあります（**図7.7**）。口やのどへのアプローチとして、かかりつけ歯科医を持ち、定期的に歯科を受診して、できる限り良好な口腔環境と口腔機能を保つことは、誤嚥性肺炎の予防だけでなくサルコペニアの摂食嚥下障害の予防にも有用です。また、のど（嚥下関連筋群）のレジスタンストレーニング（7.8節参照）で飲み込む力を強化することも、サルコペニアの摂食嚥下障害の予防に有用です。ちなみに老嚥である著者は、予防としてどちらも行っています。

　摂食嚥下障害の予防というと、口やのどに注目しがちですが、全身へのアプローチも重要です。入院前には摂食嚥下障害を認めなかった高齢入院患者で、入院後2日間以上禁食となった患者を対象に、摂食嚥下障害を生じた患者と生じなかった患者を比較して危険因子を調査した研究があります。入院してから2ヶ月後の調査で、26％の高齢者に摂食嚥下障害を認めました。摂食嚥下障害となった患者は全員、全身のサルコペニアを認めました。また、摂食嚥下障害発生の危険因子は、骨格筋量低下、ADL自立度低下、るいそうでした[6]。つまり、高齢入院患者が禁食後に摂食嚥下障害となる要因として、サルコペニア、低活動、低栄養が重要です。この研究では、入院中に脳卒中のように麻痺を生じる疾患を発症したような患者は含まれていないため、入院中に生じた摂食嚥下障害の多くは、サルコペニアの摂食嚥下障害だと考えます。

　つまり、入院前の時点でサルコペニア、低活動、低栄養、すなわちフレイルを発見してできる限り改善しておけば、入院して2日間以上禁食となっても、摂食嚥下障害を予防できる可能性があります。全身のサルコペニア、フレイル対策として、運動、栄養改善、ポリファーマシーの場合には薬剤の見直しを行うことで、寝たきりだけでなくサルコペニアの摂食嚥下障害の予防効果を期待できます。ちなみに老嚥の著者は、全身のサルコペニア予防を意識して行っています。

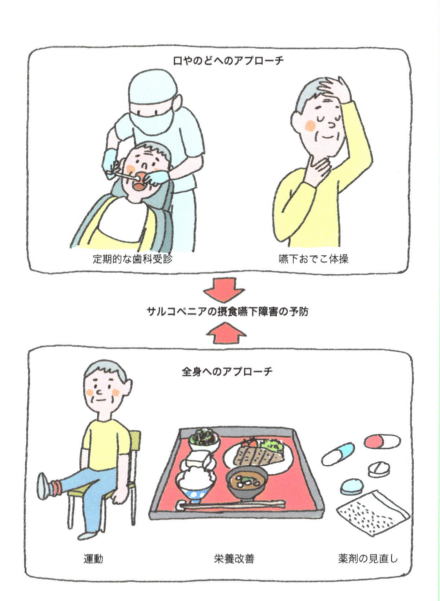

図 7.7　サルコペニアの摂食嚥下障害の予防

7.7 サルコペニアの摂食嚥下障害の治療

　サルコペニアの摂食嚥下障害の原因は、加齢、活動、栄養（飢餓）、疾患（侵襲、悪液質）です。そのため、全身のサルコペニアを改善しながら、摂食嚥下リハを行うことが重要です。

　摂食嚥下リハでは、口腔のケア、食事の形態、食事中の姿勢、リハテクニック、チームアプローチを同時に行うことが有用です。口腔衛生が悪ければ、経口摂取は難しいです。食事には飲み込みやすいものと飲み込みにくいものがあり、段階的摂食訓練が有用です。病院では、5段階前後の嚥下調整食を提供できることが多いです。食事中の姿勢は通常、座位ですが、ベッド上で30度程度にリクライニングした姿勢のほうが飲み込みやすいことがあります。リハテクニックには、嚥下関連筋群のレジスタンストレーニングだけでなく、横向き嚥下（のどの片側だけ機能が悪いときに、悪い側に横を向いて飲み込むことで、のどのよい側だけを使用して飲み込める）、小さいスプーンの使用などがあります。1職種だけで摂食嚥下リハを適切に行うことは困難で、医師、看護師、言語聴覚士、歯科医師、歯科衛生士、理学療法士、作業療法士など多職種によるチームアプローチが必要です。

　サルコペニアの摂食嚥下障害を治療して改善した症例報告が3例あります。いずれも、摂食嚥下リハと同時に、1日エネルギー摂取量を約35 kcal/kg理想体重として体重増加を目指した栄養管理を実施していました。その結果、約10 kgの体重増加、ADL改善とともに、摂食嚥下機能が改善しました（**図7.8**）[7-9]。これより、35 kcal/kg理想体重を1つの目安とした攻めの栄養管理が重要といえます。

　地域在住で摂食嚥下障害のある高齢者に、嚥下関連筋群のレジスタンストレーニングを行った研究があります。レジスタンストレーニングによる摂食嚥下障害の有意な改善は認めませんでしたが、摂食嚥下障害の原因がサルコペニアの場合、他疾患の場合より改善しやすい傾向にありました。また、栄養状態がよいほど摂食嚥下障害が改善していました[10]。以上より、サルコペニアの摂食嚥下障害の治療には、嚥下関連筋群のレジスタンストレーニングを含めた摂食嚥下リハと栄養改善の併用が重要といえます。

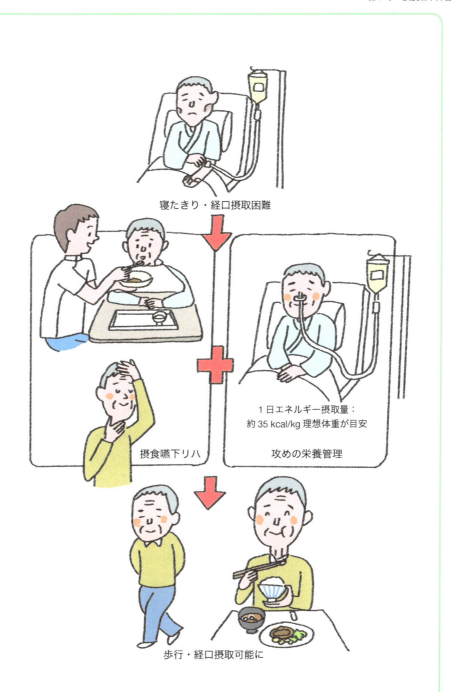

図 7.8　サルコペニアの摂食嚥下障害の治療例

リハ栄養と医科歯科連携

　口腔状態や口腔機能が悪いと、摂食嚥下障害を生じやすく、誤嚥性肺炎や低栄養となりやすいです。そのため、歯科衛生士が口腔のケアや口腔リハを行い、口腔状態や口腔機能を改善させることが、誤嚥性肺炎や低栄養の予防に大切です。しかし歯科衛生士は、それ以上に重要な役割をリハ栄養で担います。

　回復期リハ病棟の入院患者で、入院時の口腔状態と退院時のアウトカムをみた研究があります[11]。入院時の口腔状態が悪いと、口腔状態がよい場合と比較して、退院時のBADLの自立度が低く、自宅退院の割合が低く、死亡率が高く、入院日数が長い結果でした。つまり、口腔状態は摂食嚥下障害や低栄養だけでなく、アウトカム全般に影響を及ぼしているといえます。歯科医師、歯科衛生士が口腔状態を評価して改善させることが、アウトカム全般に重要です。

　次に、口腔状態の悪い回復期リハ病棟の入院患者に、歯科衛生士が介入したら退院時のアウトカムがどうなったかをみた研究があります[12]。歯科衛生士が介入すると、介入しなかった場合と比較して、退院時のBADLの自立度が高く、自宅退院の割合が高く、死亡率が低く、入院日数が短い結果でした。つまり、歯科衛生士が介入すると、摂食嚥下障害や低栄養が改善するだけでなく、アウトカム全般が改善するといえます。歯科衛生士の役割は、口腔状態や口腔機能が悪いすべてのリハ患者に介入して、アウトカム全般を改善させることだといえます。

　しかし、リハと歯科医師、歯科衛生士の距離は、摂食嚥下リハを除いて、臨床面でも研究面でもまだまだ遠いのが現状です。回復期リハ病棟の入院患者で歯科医師、歯科衛生士の介入が必要な方はたくさんいますが、実際に歯科医師、歯科衛生士が介入できているのは少数です。そのため、回復期リハ病棟における医科歯科連携の推進が必要です。すべての回復期リハ病棟で、歯科衛生士が勤務できるようにしたいと考えています。

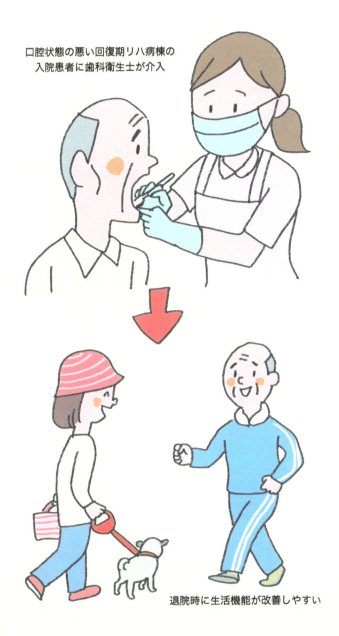

7.8 自分でできる摂食嚥下トレーニング

　サルコペニアの摂食嚥下障害を予防する摂食嚥下トレーニングには、嚥下関連筋群のレジスタンストレーニングがあります。頭部挙上訓練、舌筋力増強訓練、嚥下おでこ体操を紹介します（**図7.9**）。

　頭部挙上訓練は、仰臥位で爪先を見るように頭部を30度ほど挙上する訓練です。もともとの方法では、1分間挙上を続けた後に1分間休みます。これを30回行うと1時間になります。さらに、この1時間を1日3回、毎日行います。確かに、毎日3時間、頭部挙上訓練を行えば、飲み込む力は改善しそうです。しかし、このとおりにできる方はほとんどいません。そのため、実際の挙上時間や挙上回数は、できる範囲でよいと思われます。

　舌筋力増強訓練は、舌の先を上の歯の裏側の歯ぐきより1cm程度上に強く押し付ける訓練です。舌筋だけでなく、ゴクンと飲み込むときに重要な筋肉である舌骨上筋群のレジスタンストレーニングにもなります。10秒間押し付けることを10回行い、これを1日2回、毎日行うのが1つの目安です。実際の回数は、できる範囲でよいと思われます。

　嚥下おでこ体操は、おでこに手を当てて抵抗を加え、おへそをのぞきこむように強く下を向く訓練です。舌骨上筋群のレジスタンストレーニングになります。これも、10秒間おでこと手のひらで力比べすることを10回行い、これを1日2回、毎日行うのが1つの目安です。老嚥の著者は、嚥下おでこ体操に近いレジスタンストレーニングを、エレベーターの待ち時間などの隙間時間で、できる回数をできるだけ毎日行っています。個人的感想ですが、むせることは以前より減ったと感じています。

　サルコペニアや低栄養の場合には、レジスタンストレーニングだけでなく栄養改善を目指した栄養管理を併用することが重要です。また、レジスタンストレーニング直後にたんぱく質10g以上、分岐鎖アミノ酸2g以上を含んだ栄養剤やゼリーを摂取することも、レジスタンストレーニングの効果をより高めるために有用です。

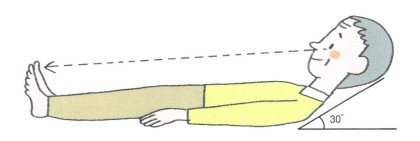

頭部挙上訓練
例：1分挙上・1分休憩 × 30 回
3 回/日：毎日

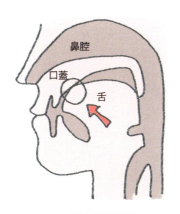 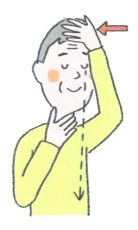

舌筋力増強訓練　　　　　　　**嚥下おでこ体操**
例：10 秒間押し付け ×10 回　　　例：10 秒間 ×10 回
2 回/日：毎日　　　　　　　　　2 回/日：毎日

図 7.9　嚥下関連筋群のレジスタンストレーニングの例

7.9 認知症の摂食嚥下障害

　認知症とは、なんらかの原因で脳の働きが悪くなったために記憶力や判断力などに障害が起こり、日常生活をするうえで支障が出ている状態のことです。このような状態がおよそ6ヶ月以上続いていることが目安です。認知症の主な原因疾患は、アルツハイマー型認知症、血管性認知症、レビー小体型認知症、前頭側頭型認知症です。これらのうちレビー小体型認知症と血管性認知症では、比較的早期から摂食嚥下障害を認めやすいです。

　認知症の摂食嚥下障害の特徴は、認知期の障害です。具体的には、食べてくれない拒食を認めることが多いです。認知症で拒食の場合、食事場面をよく観察してなぜ食べないのかを本人の目線で考えることが、評価と対応に重要です（図 7.10）。

　最初に、食べ始めることができるかと、食べ続けることができるかを評価します。このいずれかで原因や対応が異なります。

　食べ始めることができない場合には、食べ物を認識できていない、料理の品数が多すぎてどれを食べてよいか選べない、食事の時間であることがわからない、食事動作ができないなどが原因です。これらの場合、たとえば黒い食器にお粥や白いごはんを盛る（色のコントラストを明確にするほうが食事だと認識しやすい）、匂いの強い食事にする、同時に4～5品出すのではなく1品ずつ出す、おにぎりのように道具を使わずに食べられる食事にするなどで対応します。

　食べ続けることができない場合には、食事の好みが合わない、食事に集中できなくて気が散る、飲み込みにくい食事である、食事中の尿意や便意が強い、生活リズムの乱れなどによる睡眠不足や疲れなどが原因です。これらの場合、たとえば家族に好みの食事を確認して好みの食事を出す、テレビを消す、カーテンで遮断した空間で一人で食べるなど食事に集中できる環境を作る、飲み込みやすい食事にする、食事前に必ずトイレに行く、夜間に睡眠できるようにして生活リズムを整えるなどで対応します。しかし実際には、対応に難渋することが多いです。

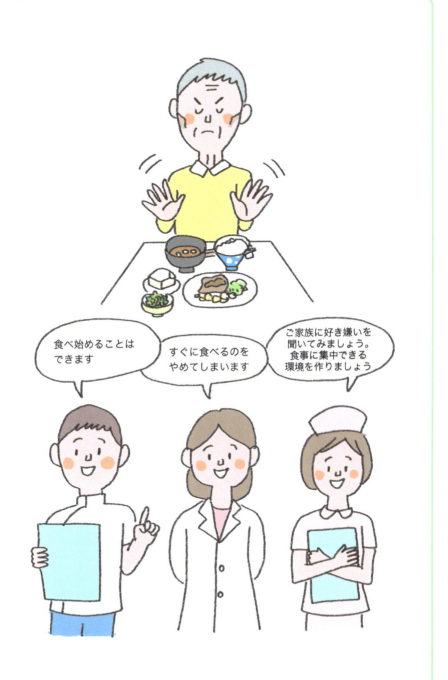

図 7.10　認知症で拒食の患者さんへの評価と対応

引用文献

1) de Lima Alvarenga EH, et al. (2018) *Eur Arch Otorhinolaryngol.* 275: 443-449.
2) 若林秀隆ほか (2014) 静脈経腸栄養 29: 871-876.
3) Fujishima I, et al. (2019) *Geriatr Gerontol Int.* doi: 10.1111/ggi.13591
4) Wakabayashi H, et al. (2018) *J Nutr Health Aging.* doi: 10.1007/s12603-018-1117-2.
5) Mori T, et al. (2017) *JCSM Clinical Reports* 2: e00017.
6) Maeda K, et al. (2017) *J Gerontol A Biol Sci Med Sci.* 72: 1290-1294.
7) Maeda K, et al. (2016) *J Acad Nutr Diet.* 116: 573-577.
8) Wakabayashi H, et al. (2016) *Am J Phys Med Rehabil.* 95: e84-89.
9) Hashida N, et al. (2017) *Nutrition* 35: 128-131.
10) Wakabayashi H, et al. (2018) *Nutrition* 48: 111-116.
11) Shiraishi A, et al. (2018) *Clin Nutr.* doi: 10.1016/j.clnu.2018.11.020.
12) Shiraishi A, et al. (2018) *Geriatr Gerontol Int.* doi: 10.1111/ggi.13583.

索引

数字・欧文

1日エネルギー消費量	50
1日エネルギー必要量	52
30 ml の水飲みテスト	114
AADL	26
AWGS 基準	84
BADL	22
EAT-10	114
FIM	22
FRAIL スケール	98
GLIM 基準	40
IADL	24
ICF	20
J-CHS 基準	98
MNA-SF	40
OT	30
PT	28
SMART	66
ST	32

和文

あ行

悪液質	44, 90
異化	38
異化期	42
医原性サルコペニア	14, 92, 118
栄養	36
栄養改善	12
栄養からみたリハ	68
栄養ケアマネジメント	56
栄養障害	60
栄養素摂取過剰の予測	64
栄養素摂取の過不足	64
栄養素摂取不足の予測	64
栄養素の過剰状態	60
栄養素の摂取過剰	64
栄養素の摂取不足	64
栄養素の不足状態	60
栄養によるサルコペニア	90
栄養理学療法	28
栄養リハ	4
嚥下おでこ体操	126

オーラルフレイル 106

か行

過栄養 46
過栄養のリスク状態 60
仮説思考 66
下腿周囲長 48, 84
活動 20
活動係数 50
活動によるサルコペニア 88
加齢によるサルコペニア 88
環境因子 20
飢餓 42
基本チェックリスト 100
基本的日常生活活動 22
筋緊張亢進 70
クワシオルコル 42
言語聴覚士 32
言語聴覚療法 32
口腔機能低下症 106
高度日常生活活動 26
国際生活機能分類 20
個人因子 20

さ行

さあにぎやかにいただく 76
作業療法 30
作業療法士 30

サルコペニア 8, 62, 82
サルコペニア診療ガイドライン
2017年版 88
サルコペニアの摂食嚥下障害 116
サルコペニアのリスクあり 62
サルコペニア肥満 46
参加 20
脂質 36
社会的フレイル 104
手段的日常生活活動 24
食品多様性 76
侵襲 42
心身機能・身体構造 20
身体的フレイル 98
診断推論 58
ストレス係数 50
生活機能 10, 12
生活行為向上マネジメント 30
精神心理的フレイル 104
舌筋力増強訓練 126
摂食嚥下障害 110
摂食嚥下リハ 122
前悪液質 44

た行

代謝 38
たんぱく質 36
地域リハ 18

窒素バランス 42
低栄養 8, 40
低栄養のリスク状態 60
同化 38
同化期 42
糖質 36
頭部挙上訓練 126

な行

認知症 128
認知症の摂食嚥下障害 128
認知的フレイル 104

は行

反復唾液嚥下テスト 114
ビタミン 36
肥満 46
病院関連サルコペニア 14
表現型モデル 96
不応性悪液質 44
不随意運動 70
フレイル 96
フレイル診療ガイドライン 102
ポリファーマシー 102

ま行

マラスムス 42
水電解質輸液 14

ミネラル 36
メッツ 50

や・ら行

指輪っかテスト 48, 86
理学療法 28
理学療法士 28
リハ 18
リハ栄養 4
リハ栄養アセスメント 58
リハ栄養ケアプロセス 56
リハ栄養ゴール設定 66
リハ栄養モニタリング 74
リハからみた栄養管理 70
累積障害モデル 96
老嚥 112
老研式活動能力指標 24

著者紹介

若林秀隆（わかばやしひでたか）
- 1995年　横浜市立大学医学部卒業
- 2016年　東京慈恵会医科大学大学院医学研究科臨床疫学研究部修了
- 現　在　東京女子医科大学病院リハビリテーション科教授・基幹分野長

日本リハビリテーション栄養学会 監事
日本リハビリテーション病院・施設協会 常務理事
日本サルコペニア・フレイル学会 理事
ツイッター　若林秀隆　@HideWakabayashi
メールアドレス　noventurenoglory@gmail.com

NDC490　140p　21cm

イラストで学ぶ　高齢者リハビリテーション栄養

2019年4月22日　第1刷発行
2023年9月4日　第2刷発行

著　者	若林秀隆
発行者	髙橋明男
発行所	株式会社 講談社

〒112-8001　東京都文京区音羽2-12-21
　　販　売　(03) 5395-4415
　　業　務　(03) 5395-3615

KODANSHA

編　集	株式会社 講談社サイエンティフィク
	代表　堀越俊一

〒162-0825　東京都新宿区神楽坂2-14　ノービィビル
　　編　集　(03) 3235-3701

本文データ制作	株式会社 エヌ・オフィス
印刷・製本	株式会社 KPSプロダクツ

落丁本・乱丁本は、購入書店名を明記のうえ、講談社業務宛にお送りください。送料小社負担にてお取替えいたします。なお、この本の内容についてのお問い合わせは、講談社サイエンティフィク宛にお願いいたします。定価はカバーに表示してあります。

© Hidetaka Wakabayashi, 2019

本書のコピー、スキャン、デジタル化等の無断複製は著作権法上での例外を除き禁じられています。本書を代行業者等の第三者に依頼してスキャンやデジタル化することはたとえ個人や家庭内の利用でも著作権法違反です。

JCOPY　〈(社)出版者著作権管理機構　委託出版物〉

複写される場合は、その都度事前に(社)出版者著作権管理機構（電話 03-5244-5088, FAX 03-5244-5089, e-mail: info@jcopy.or.jp）の許諾を得てください。

Printed in Japan

ISBN 978-4-06-515447-2

講談社の自然科学書

コアコンディショニングとコアセラピー
平沼 憲治／岩崎 由純・監修
蒲田 和芳／渡辺 なおみ・編
日本コアコンディショニング協会・協力　B5・254頁・定価4,620円

コアコンディショニングの体系的理解。体幹部の骨格・筋肉のゆがみをとるコアコンディショニング。科学的・医学的理論と実践例を紹介。選手や一般向けだけでなく、介護予防向けのプログラムも紹介。

もっとなっとく使えるスポーツサイエンス
征矢 英昭／本山 貢／石井 好二郎・編
A5・203頁・定価2,200円

『新版　これでなっとく使えるスポーツサイエンス』の全面リニューアル版！フルカラー化し、Q の項目を一新。最新の理論をわかりやすく解説。トレーニングに、試合に、健康に、役立つ知識が満載。

高齢者の筋力トレーニング DVD付き
安全に楽しく行うための指導者向け実践ガイド
都竹 茂樹・著　B5・124頁・定価3,080円

介護予防の現場で活用できる実践テキスト。運動指導が初めてでも大丈夫！ マシンを使わず安全かつ効果的に（低コストで）行える筋力トレーニングのノウハウを具体的に紹介。

健康・運動の科学
介護と生活習慣病予防のための運動処方
田口 貞善・監修　小野寺 孝一／山崎 先也／村田 伸／中澤 公孝・編　B5・199頁・定価2,420円

運動処方の基礎理論から対象別（生活習慣病予防、高齢者の転倒予防、認知症予防、骨粗鬆症予防）の応用例、運動指導の実際まで具体的に解説。さらに運動効果の最新のエビデンスを紹介。「健康運動」「運動処方」の教科書にも最適。

コメディカルのための社会福祉概論 第5版
鬼崎 信好／本郷 秀和・編　B5・240頁・定価2,640円

社会福祉の考え方や歴史、対象者別の福祉や地域福祉などを図解や実例で学ぶ。看護師、理学療法士、作業療法士、栄養士、薬剤師、柔道整復師などに必須の社会福祉を協働の視点でまとめた教科書。

好きになる解剖学 Part3
自分の体のランドマークを確認してみよう
竹内 修二・著　A5・215頁・定価2,420円

見開き構成。解剖図もカラーになって、よりわかりやすい。体表に触れ、からだを動かしながら、筋肉や骨などの位置や機能を勉強しよう。内臓や神経、血管などの位置も実感できる。

これからの健康とスポーツの科学 第5版
安部 孝／琉子 友男・編
B5・208頁・定価2,640円

一般教養の体育の教科書。生活習慣病、運動の効果、筋力トレーニングのメカニズム、骨粗鬆症、ストレスへの対応、食事と栄養など、健康で充実した人生を送るために必要な知識を解説。2色刷。

好きになる栄養学 第3版
食生活の大切さを見直そう
麻見 直美／塚原 典子・著　A5・256頁・定価2,420円

身近な話題をテーマに、栄養学をやさしく学べる。生化学の知識がなくてもらくらく理解。献立作成、ライフステージ別食生活、スポーツ栄養まで学べる入門書。

※表示価格は税込み価格（税10%）です。　「2023年7月現在」

講談社サイエンティフィク　https://www.kspub.co.jp/